Richard Brennan

BESSER ATMEN

Sauerstoff

Alles braucht ihn: Knochen, Muskeln und sogar
die Seele, auch wenn sie die Erde ihr Zuhause nennt.
Und so steht die erbarmende, laute Maschine

in unserem Haus und arbeitet
mit ihrer lungengleichen Stimme.
Ich höre sie, während ich vor dem Feuer knie
und es mit einem Eisenstab aufrüttele,

um die Holzscheite aufzulockern.
Du oben in deinem Raum befindest dich
in deiner üblichen Haltung,
stützt dich auf deine rechte Schulter,
die den ganzen Tag schmerzt.
Du atmest geduldig; es ist ein schöner Klang.

Es ist dein Leben, das meinem so nahe ist,
dass ich nicht wüsste, wo ich das Messer
der Trennung ansetzen sollte. Und was hat das
mit Liebe zu tun, außer alles?

Nun flammt das Feuer auf und lässt ein Dutzend
singender, tiefroter flammender Rosen entstehen.
Dann brennt es ruhig oder vielleicht dankbar weiter,
während es sich, wie wir alle – wie könnten wir anders –
von einem unsichtbaren Geschenk ernährt: unserer reinsten,
süßen Notwendigkeit: der Luft.

Mary Oliver

Richard Brennan

BESSER ATMEN

Mit über 30 Übungen zu mehr Energie, einem besseren Körpergefühl und weniger Stress

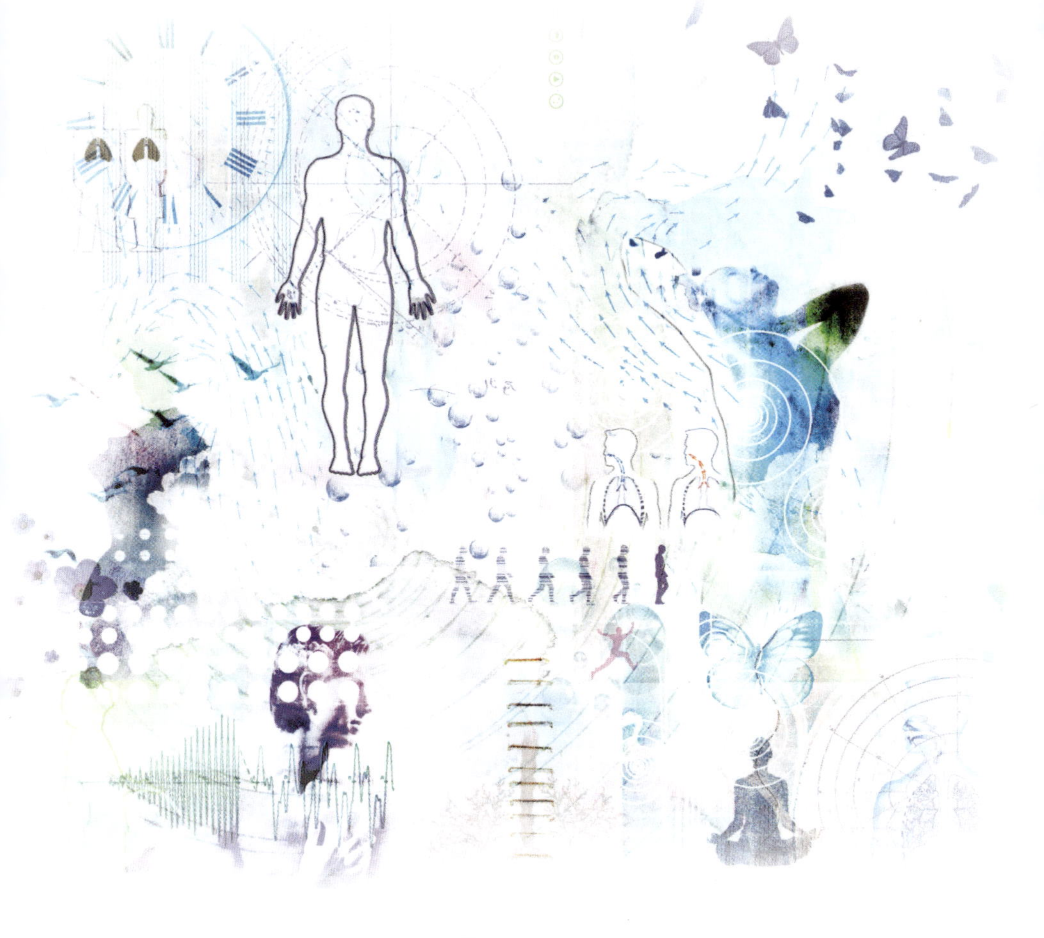

riva

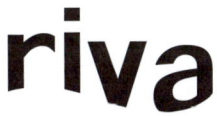

Für alle meine Schüler, Studenten und Kollegen der Vergangenheit
und Gegenwart, die mich im Verlauf der Jahre so viel gelehrt haben.
Ich danke euch allen.

Bibliografische Information der Deutschen Nationalbibliothek:
Die Deutsche Nationalbibliothek verzeichnet diese Publikation in der Deutschen Nationalbibliografie;
detaillierte bibliografische Daten sind im Internet über http://d-nb.de abrufbar.

Für Fragen und Anregungen:
info@rivaverlag.de

1. Auflage 2017
© 2017 by riva Verlag, ein Imprint der Münchner Verlagsgruppe GmbH
Nymphenburger Straße 86
D-80636 München
Tel.: 089 651285-0
Fax: 089 652096

Die englische Originalausgabe erschien 2017 bei Connections Book Publishing, ein Imprint von Eddison Books
Limited unter dem Titel *How to Breathe: Improve your breathing for health, happiness and well-being.*

Die Zitate auf S. 9 und S. 89 stammen aus Thich Nhat Hanhs *Das Wunder der Achtsamkeit*. Mit freundlicher
Genehmigung des Theseus-Verlags. © Thich Nhat Hanh: *Das Wunder der Achtsamkeit*. Theseus in J. Kamphausen Mediengruppe GmbH, 2009.

Übersetzung: Almuth Braun
Redaktion: Ulrich Korn, Redaktionsbüro Korn
Umschlaggestaltung: Manuela Amode
Umschlagabbildung: Nanette Hoogslag/Début Art
Satz: Daniel Förster, Belgern
Printed in China

ISBN Print 978-3-7423-0241-0
ISBN E-Book (PDF) 978-3-95971-691-8
ISBN E-Book (EPUB, Mobi) 978-3-95971-690-1

Weitere Informationen zum Verlag finden Sie unter

www.rivaverlag.de

Beachten Sie auch unsere weiteren Verlage unter www.m-vg.de.

Inhalt

Einführung

Als ich meiner ältesten Tochter sagte, ich schreibe ein Buch über Atmung, antwortete sie:»Das wird spannend! Seite 1: Atmen Sie ein. Seite 2: Atmen Sie aus. Seite 3: Atmen Sie erneut ein. Seite 4: Atmen Sie wieder aus. Seite 5: Wiederholen Sie alle Schritte etc., etc.« Vielleicht glauben viele Menschen, das sei Atmen – nichts weiter als Luft aufzunehmen und wieder abzugeben. In Wirklichkeit ist es aber viel mehr als das.

Die Atmung ist die unermüdliche Kraft, die uns Leben schenkt. Vom Augenblick unserer Geburt bis zu unserer Sterbestunde vollzieht sich der endlose Atemkreislauf: Frische Luft strömt in den Körper und verbrauchte Luft wird wieder abgegeben. Als Sie auf die Welt kamen, war die größte Sorge der Ärzte, Krankenschwestern, Hebammen und vor allem Ihrer Eltern, ob Sie auch atmeten. Können Sie sich vorstellen, wie verzweifelt Ihre Eltern gewesen wären und wie anders deren Leben gewesen wäre, wenn Sie nicht diesen ersten Atemzug getan hätten? Alles wäre anders gewesen! Wenn Sie zu irgendeinem Zeitpunkt Ihres Lebens aufgehört hätten zu atmen, hätte das bedeutet, dass alles, was Sie lieben und was Ihnen Freude bereitet, auf der Stelle vorbei gewesen wäre. Denken Sie nur an das letzte Mal, dass Sie sich beim Essen oder Trinken verschluckt haben. Es wäre völlig egal gewesen, wo Sie sich befanden und wer bei Ihnen war; Ihre gesamte Aufmerksamkeit hätte Ihrem nächsten freien Atemzug gegolten! Mit Ausnahme einer solchen Notsituation geschieht die Atmung allerdings zumeist automatisch und ohne dass wir darüber nachdenken.

Thich Nhat Hanh sagte einst:»Die Atmung ist die Brücke, die das Leben mit dem Bewusstsein verbindet. Sie eint Körper und Geist.« Wenn wir uns unserer Atmung bewusst werden und sie verbessern, können wir uns über unser weltliches Dasein erheben und bewusstere Menschen werden. Das allein kann uns einen größeren Lebenssinn verschaffen. Ein sinnvolleres Leben macht unser Dasein zudem freudvoller und harmonischer. Und wenn Sie zufriedener sind, kommt das auch den Menschen in Ihrer Umgebung zugute. Indem Sie also lernen, bewusster zu atmen, können Sie eine größere Kontrolle über Ihr Leben gewinnen. Man könnte sagen, dass dieses Buch vor mehr als 40 Jahren seinen Anfang nahm. Als College-Student sah ich mein ehrliches Bestreben, Arzt zu werden, in Rauch aufgehen, da ich durch ein Examen nach dem anderen flog. Folglich begann ich, nach etwas Sinnvollerem in meinem Leben zu suchen, und im Jahr 1972 führte mich meine Suche nach Haridwar in Indien, wo ich einem jungen spirituellen Lehrer lauschte, der im zarten Alter von 14 Jahren weise Worte über die Kostbarkeit der Lebenskraft sprach, die hinter jedem Atemzug liegt. Sein Name war Prem Pal Rawat, und ich war so von der Tiefe seiner Botschaft beeindruckt, dass ich beschloss, an seinen Meditationen teilzunehmen.

Diese Meditationen waren es, die mir den Wert jedes einzelnen Atemzugs bewusst machten. Ich erinnere mich, dass er in einer seiner ersten Sitzungen erzählte, er sei gerade bei einem sehr kranken Freund gewesen. Kurz bevor dieser seinen letzten Atemzug aushauchte, sagte er mit schwacher Stimme:»Bis zu diesem Moment war mir nicht klar, wie wichtig und mächtig jeder Atemzug gewesen ist.« Das erinnerte mich an eine Zeile des Songs Big Yellow Taxi von Joni Mitchell, in der es heißt:»Du weißt nicht, was du hast, bis du es nicht mehr hast.« Wir müssen aber nicht bis zu unserer Sterbestunde warten, um das Geschenk der Atmung wertzuschätzen.

Viele Jahre später, nach der Erforschung unterschiedlicher Atemtechniken aus dem Hatha-Yoga der»Rebirthing-Atemtherapie« und ähnlichen Disziplinen, hatte ich das Gefühl, ich würde mich immer weiter von einer natürlichen Atmung entfernen. Im Jahr 1984 entdeckte ich dann die Alexander-Technik, die mir half, meine unbewusste Muskelanspannung zu lösen. Das veränderte meine früheren Vorstellungen über die Atmung radikal, die – wie ich feststellte – eine natürliche Atmung verhinderten. Viele Jahre später, im Sommer 2011, nahm ich an einer internationalen Konferenz über die Alexander-Technik in Lugano (Schweiz) teil und hörte einen Vortrag der Atmungsexpertin Jessica Wolf, die die Alexander-Technik unterrichtet. Ich war von dem, was ich dort hörte, so beeindruckt, dass ich Jessica half, zwei Kurse über die Kunst der Atmung in Irland zu organisieren, an denen ich auch selbst teilnahm. Während dieser zwei Besuche in Irland im Jahr 2014 führten wir zahlreiche interessante Gespräche über die unterschiedlichen Aspekte der Atmung. Es waren diese Gespräche, die mich dazu inspirierten, ein Buch über die Verbesserung der Atmung zu schreiben – dieses Buch.

Mit Besser atmen möchte ich meinen Lesern auf praktische Weise helfen, ihre Atmung und damit ihre Lebensqualität zu verbessern. Um den größtmöglichen Nutzen aus diesem Buch zu ziehen, versuchen Sie, jede Übung immer gleich dann zu machen, wenn sie vorgestellt wird. Bitte überspringen Sie keine Übung in der Absicht, sie vielleicht später nachzuholen. Die Übungen sind so angelegt, dass sie im Verlauf der Lektüre dieses Buches schrittweise Ihr Verständnis für die Art und Weise fördern, wie Sie atmen und wie sich alles, was wir tun, auf die Atmung auswirkt.

Ich hege die aufrichtige Hoffnung, dass Sie dieses Buch hilfreich finden werden und Sie sich mit den Informationen, die Sie darin finden, gesund atmen und mehr Lebenskraft gewinnen können.

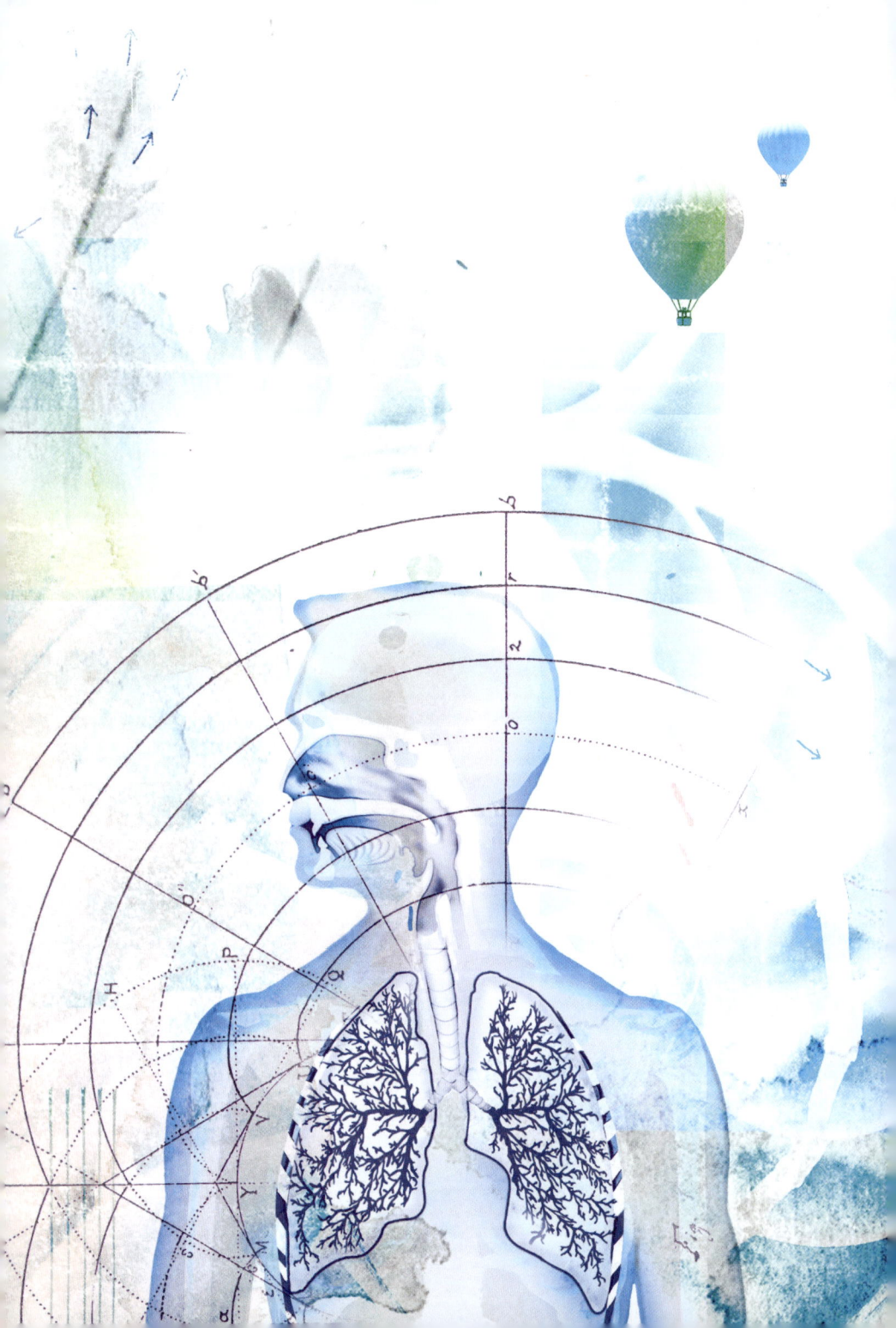

KAPITEL 1

Die Bedeutung der Atmung

··

*Der Atem sollte anmutig dahinfließen wie ein Fluss
oder so wie eine Wasserschlange durchs Wasser gleitet.
Machen Sie daraus kein Pferdegalopp!*

*Unseren Atem unter Kontrolle halten
heißt Körper und Geist beherrschen.*

*Jedes Mal, wenn wir merken, dass wir zerstreut sind
und es uns schwerfällt, uns wieder zu sammeln,
sollten wir auf die Methode der Atembetrachtung
zurückgreifen.*

Thich Nhat Hanh

Unsere innere Kraft

Ihr Atem tritt still und kontinuierlich in Ihren Körper ein und verlässt ihn wieder, und das in jedem Augenblick Ihres Lebens. Es ist Ihr Atem, der Ihnen Leben verleiht. Seine sanfte Präsenz begleitet Sie Ihr Leben lang – in glücklichen Zeiten, aber auch in Ihren dunkelsten Stunden. Der Atem vereint uns alle und ist die Kraft, die alles antreibt, was wir tun und erleben.

Jeder weiß, dass die Atmung lebenswichtig ist, aber wie viele von uns halten ein, um darüber nachzudenken, wie kostbar jeder einzelne Atemzug wirklich ist? Wir neigen dazu, die Atmung als selbstverständlich zu betrachten, ohne die gesundheitlichen Nutzen und die geistige Klarheit zu erkennen, die uns eine verbesserte Atmung beschert. Wir sind uns der schädlichen Wirkung, die schlechte Atemgewohnheiten auf unsere Gesundheit und unsere Lebensqualität haben, nicht bewusst. Zwar ist die Atmung ein automatischer, unbewusster Vorgang, aber sie lässt sich mithilfe bewusster Steuerung beeinflussen. Einfach ausgedrückt ist unsere Atmung die wichtigste Handlung, die wir je ausgeführt haben oder ausführen werden, da wir ohne sie kein einziges Wort hervorbringen und keine einzige der vielen Tausend tagtäglichen Handlungen vollführen können. Unsere Lebenskraft lässt uns automatisch atmen, ohne dass wir eine bewusste Anstrengung unternehmen müssen. Wir müssen uns nicht einmal daran erinnern, zu atmen. Saint Augustine sagte einst, die Menschen reisten, um hohe Gebirge, die hohen Wellen des Meeres, die langen Flussläufe und die Weite der Meere sowie die Bewegungen der Himmelskörper zu bestaunen, und doch versäumten sie es allzu oft, auf sich selbst zu achten. Das gilt ganz besonders für die Atmung.

> *»Wie viele von uns halten inne,*
> *um darüber nachzudenken,*
> *wie kostbar jeder einzelne Atemzug wirklich ist?«*

Körperhaltung und Atmung

Eine effektive Atmung ist ein integraler Bestandteil einer guten Körperhaltung und des zweckgemäßen Gebrauchs des eigenen Körpers. Leider verhindern wir oft unbewusst eine gute Atmung. Eine schlechte Körperhaltung und falsch ausgeführte Bewegungen können unser Wohlbefinden beeinträchtigen, indem sich die Muskeln rund um den Brustkasten, den Nasenkanal, den Mund und die Kehle, durch die die Atemluft fließt, verspannen. Muskelverspannungen können dazu führen, dass der Körper insgesamt zusammensackt, und das reduziert auf dramatische Weise die Vitalkapazität der Lungen, Atemluft aufzunehmen. Das Ergebnis ist eine flache Atmung, die unser Wohlbefinden beeinträchtigt. Umgekehrt kann auch das Sitzen oder Stehen mit Hohlkreuz und vorgewölbter Brust im Militär- oder Ballerina-Stil zu einer unnatürlichen Atmung führen, sodass wir zusätzliche Anstrengungen unternehmen müssen, um genügend Atemluft aufzunehmen. Kurzum, wir können den an sich mühelosen Akt des Atmens in eine sehr harte Arbeit verwandeln. Diese zusätzliche Anstrengung ist uns aber gar nicht bewusst, weil wir uns daran gewöhnt haben. Vielleicht atmen wir schon seit Jahren oder Jahrzehnten auf diese Weise, sodass sich die angestrengte Atmung ganz normal anfühlt. Oft sind die einzigen Gelegenheiten, bei denen wir die schädliche Wirkung unserer falschen Atmung bewusst zu spüren bekommen, Momente, in denen wir uns körperlich anstrengen, zum Beispiel, wenn wir rennen, um einen Bus zu erreichen, oder eine Treppe erklimmen.

Der Beginn schlechter Atemgewohnheiten

Gelegentlich lassen sich schlechte Atemgewohnheiten bis in die frühe Kindheit zurückverfolgen. Möglicherweise sind sie die Folge einer schwierigen Geburt oder einer frühen Atemwegserkrankung. Die meisten von uns entwickeln ihre schlechten Atemgewohnheiten jedoch im Alter von fünf oder sechs Jahren, wenn wir uns mit der Einschulung eine gebeugte Körperhaltung angewöhnen. Während der wichtigsten Wachstumsjahre sind wir gezwungen, viele Tausend Stunden mit gebeugtem Rücken zu sitzen, und diese schlechte Haltung verursacht irgendwann eine obstruktive Atmung.

In den ersten Lebensjahren drücken wir unsere Gefühle noch frei aus, wenn wir hinfallen und uns verletzen oder wenn wir uns über etwas freuen. Mit Schulbeginn erhalten wir jedoch die klare Botschaft, im Unterricht nicht laut zu lachen oder zu weinen, und so beginnen wir, unsere Gefühle zu unterdrücken. Das führt dazu, dass wir unseren Atem anhalten, und das stört unsere natürliche Atemkoordination und den natürlichen Ausdruck unserer Gefühle. Als Reaktion auf unterschiedliche Lebenserfahrungen lernen wir, unseren Atem anzuhalten, aber das behindert nicht nur eine freie Atmung, sondern verursacht auch Fehlhaltungen, nimmt den Bewegungen die Leichtigkeit und verändert den Gefühlsausdruck.

ÜBUNG 1

Machen Sie eine kurze Pause, während Sie diese Zeilen lesen, und achten Sie einfach nur auf Ihre Atmung. Verändern Sie nichts. Beobachten Sie nur das Muster und den Rhythmus Ihrer Atmung. Stellen Sie sich die folgenden Fragen:

- *Mit welcher Geschwindigkeit atme ich?*
- *Ist meine Atmung tief oder flach?*
- *Sind meine Atemzüge regelmäßig oder unregelmäßig?*
- *Sind meine Atemzüge lang oder kurz?*
- *In welchem Teil des Körpers spüre ich meine Atmung am stärksten? Im oberen Brustbereich, im seitlichen Bereich, den Rippen, im Bauch oder an einer anderen Stelle?*

Versuchen Sie, nichts bewusst zu ändern – wenn Sie Ihre eigene Atmung wahrnehmen, wird es eine positive Änderung herbeiführen. Wiederholen Sie diese Übung mehrmals täglich. Sie werden sich über Ihr persönliches Atemmuster bewusst werden.

»In dieser hektischen Welt lassen sich die Menschen keine Zeit, um auf natürliche Weise zu atmen.«

Stress und Atmung

Wahrscheinlich ist Ihnen aufgefallen, dass sich Ihre Atmung verändert, wenn Sie eine Gefühlsaufwallung empfinden oder nervös sind. Aber haben Sie je darüber nachgedacht, dass eine flache oder zu schnelle Atmung Ihre ängstliche, angespannte Stimmung, Panikattacken und Depressionen noch verstärken beziehungsweise sogar die Ursache für diese Symptome sein könnte? Manchmal ist es sehr schwierig zu erkennen, welche Symptome auf welche Ursachen zurückgehen. Unser körperliches, geistiges und emotionales Empfinden ist jedenfalls eng mit unserer Atmung verknüpft, und daher muss man diese Dreifaltigkeit als ein Ganzes betrachten.

Wenn wir über längere Zeit emotionalen, körperlichen oder geistigen Belastungen ausgesetzt sind, wirkt sich das negativ auf unser Atmungssystem aus, weil wir als Reaktion auf den Stress oft den Atem anhalten. Und wenn wir unseren Atem anhalten, stören wir den natürlichen Bewegungsablauf des Atmungssystems. Außerdem bildet sich Kohlendioxid, das unser Nervensystem belasten kann. Die Art und Weise, wie wir einatmen, kann dagegen bestimmte Gefühlszustände auslösen und zu körperlichem Unwohlsein führen, sodass der ganze Prozess schließlich in einen Teufelskreis mündet.

Keine Zeit zum Atmen

Ich habe immer wieder festgestellt, dass Menschen, die zu mir kommen und Abhilfe für ihre Rücken- oder Nackenprobleme suchen, auch zu schnell oder unregelmäßig atmen. Dennoch sind sie sich überhaupt nicht bewusst, dass etwas mit ihrer Atmung nicht stimmt, und sie klagen auch nicht über Atemprobleme. Oft lassen sich die Menschen in dieser hektischen Welt einfach keine Zeit, um auf natürliche Weise zu atmen. Gelegentlich versuchen sie sogar, mit angehaltenem Atem oder während des Atmens zu sprechen. Darin spiegelt sich das hohe Lebenstempo, dem viele von uns unterworfen sind. Das Ergebnis so vieler Stimuli, denen wir tagtäglich ausgesetzt sind, ist in vielen Fällen eine exzessive Muskelanspannung, die eine entspannte Atmung verhindert. Unsere schädlichen Atemgewohnheiten können unser körperliches Wohlbefinden und unsere geistig-seelische Verfassung und, in einem späteren Lebensstadium, auch unsere Gesundheit beeinträchtigen. Eine flache Gewohnheitsatmung kann zu einem abnorm hohen Herzschlag führen. Eine ernsthafte Beeinträchtigung des Atmungssystems über eine lange Zeit kann sich auch schädlich auf alle anderen Körpersysteme auswirken, weil wir nicht aus mehreren voneinander unabhängigen Komponenten zusammengesetzt sind, sondern unser Körper ein integriertes Ganzes ist, in dem jedes System mit allen anderen Systemen eng verzahnt ist.

Bleiben Sie ruhig und atmen Sie

Für Menschen, die in der Öffentlichkeit auftreten, ist eine gute Atemtechnik unerlässlich: Schauspieler, Musiker und Präsentatoren leiden des Öfteren unter nervöser Anspannung, die das Atmungssystem beeinträchtigt. Indem wir auf eine natürliche Atmung achten, können wir die Auswirkungen von Stress und Lampenfieber wirksam bekämpfen. Auf diese Weise beruhigen wir uns und gewinnen die Kontrolle zurück, selbst in Momenten extremer emotionaler oder geistiger Belastungen. Wenn die Art und Weise, wie wir atmen, unsere innere Verfassung und unsere Bewegungen beeinflusst, ist es wichtig, dass wir darauf achten, was wir beim Atmen tun. Der Schlüssel zu einer gesunden Atmung ist das ruhige Ausatmen, das ein vollständiges und stressfreies Einatmen ermöglicht. Oft wird den Menschen gesagt, sie sollten den Atem anhalten, um sich zu beruhigen, aber es ist wichtig zu erkennen, dass wir unsere Lungen nicht mit frischem Sauerstoff füllen können, wenn sie noch voll verbrauchter Luft sind. Zunächst müssen wir also vollständig ausatmen. Wenn wir ausatmen, entweicht die verbrauchte Luft (Kohlendioxid), die giftig ist. Alles hängt davon ab, ob wir wirklich vollständig ausatmen, sodass eine volle, ruhige Einatmung möglich ist. Nur so kann das Einatmen völlig automatisch und mühelos geschehen. Indem wir uns ganz bewusst auf unsere Atmung konzentrieren, können wir uns unsere schädlichen Atemgewohnheiten vor Augen führen, die diesen wundervollen, aber störungsanfälligen Prozess behindern. Indem wir die Übungen für eine bewusste Atmung machen, die in diesem Buch vorgestellt werden, können wir unseren natürlichen Atemrhythmus zurückgewinnen und auf diese Weise unser tagtägliches Denken, Fühlen und Handeln verbessern.

Atemübungen und ihre Wirkung

Viele Stimmtrainer und Sportlehrer ermuntern zu einer tiefen Atmung, damit das Atmungssystem mit maximaler Effizienz arbeiten kann. Zwar tun sie das in guter Absicht, aber für gewöhnlich verschlimmert die Art und Weise, wie sie ihre Schützlinge zum Atmen ermuntern, die Atemwegsprobleme noch. Die Menschen werden aufgefordert, ihre Lungenkapazität zu steigern, indem sie die Atemluft »einziehen« oder »ausstoßen«. Doch das führt nur zu einer weiteren Verspannung des bereits überspannten Muskelsystems. Zudem konzentrieren sich fast alle Atemübungen auf das Einatmen – zum Beispiel indem Atemschüler die Anweisung erhalten, tief Luft zu holen oder in einen bestimmten Körperbereich zu atmen. Das führt unweigerlich zu einer Störung der natürlichen Atemkoordination. Den Atem in oder aus unseren Lungen zu zwingen, kann zudem zu einem Hohlkreuz und einer übertriebenen Vorwölbung des Brustkastens führen. Das verstärkt lediglich die Muskelverspannung und verfestigt schädliche Atemgewohnheiten.

Die Alexander-Technik

Die natürliche Atmung, wie sie in diesem Buch beschrieben wird, beruht auf den Prinzipien der Alexander-Technik, die im Wesentlichen von Natur aus vorbeugend wirkt. Mit anderen Worten: Wenn es uns gelingt, unsere schädlichen Atemgewohnheiten abzulegen, werden wir automatisch bessere und gesündere Atemmuster entwickeln. Anstatt bestimmte Atemübungen oder Atemtechniken zu praktizieren, werden Sie feststellen, dass Sie Ihre schlechten Atemgewohnheiten mithilfe der Alexander-Technik wieder verlernen können.

Dr. Wilfred Barlow, einst Lehrer der Alexander-Technik und angesehener Rheumatologe und Berater im Dienste des staatlichen britischen Gesundheitssystems, war davon überzeugt, dass Asthma-Patienten eher eine »Atemschule« brauchten als eine Reihe von Atemübungen. In seinem Buch *Die Alexander-Technik* schreibt er:

»Um ein offensichtliches Beispiel zu nennen, nimmt die Zahl der asthmabedingten Todesfälle zu, und das trotz der modernen Medikamente, die einem akuten Anfall entgegenwirken können.

Es reicht nicht, einfach der gestiegenen Umweltbelastung, Hausmilben oder dem vermehrten Gebrauch von Steroiden und Inhalatoren zur vorübergehenden Linderung der Beschwerden die Schuld zu geben. Hier fehlt ein wichtiges Element der Geschichte, nämlich der falsche Einsatz des eigenen Körpers, der gerne übersehen wird. Asthmapatienten müssen lernen, ihre falsche Atmung zu überwinden. Physiotherapeuten haben bei Asthma und anderen Atemproblemen natürlich oft Atemübungen verschrieben, aber Tatsache ist, dass Atemübungen bei Asthma keine nennenswerte Besserung bringen. Jüngste Studien zeigen sogar, dass die Mehrheit der Patienten nach der Teilnahme an einem Kurs über ›Atemübungen‹ schlechter atmet als zuvor.«

Natürliches Atmen

Entgegen der herrschenden Überzeugung ist es das Ausatmen und nicht das Einatmen, das unsere Atmung bestimmt. Wie erwähnt, ist der Schlüssel zu einer natürlichen Atmung eine vollständige, mühelose Ausatmung, die unmittelbar eine ebenso vollständige und mühelose Einatmung auslöst. Unter normalen, gesunden Umständen ist der gesamte Atemmechanismus ein selbstgesteuerter Prozess, der gelegentlich als »autonom arbeitendes System« bezeichnet wird. Je mehr Kohlendioxid wir ausatmen, desto größer ist das Lungenvolumen, das für die Aufnahme neuer, sauerstoffreicher Luft zur Verfügung steht, die für eine störungsfreie Funktion der Körperzellen wichtig ist. Eine hohe Sauerstoffzufuhr hat nicht nur eine heilende Wirkung auf den Körper als Ganzes, sondern kann auch verhindern, dass überhaupt Krankheiten entstehen. Durch die Befolgung der Schritte, die in diesem Buch vorgestellt werden, können Sie damit beginnen, sich von alten Atemgewohnheiten zu verabschieden (die fast immer eine flache, schnelle Atmung beinhalten), und langsamer, tiefer und müheloser atmen – eine Atmung, die wesentlich natürlicher und gesünder ist.

Wenn Sie lernen, auf natürlichere Weise zu atmen, ist es wichtig, dass Sie Ihre Atmung nicht bewusst verändern. Alles, was Sie tun müssen, ist, darauf zu achten, dass Sie nicht den natürlichen Atemrhythmus behindern. Was die Atmung betrifft, ist weniger mehr; je weniger wir bewusst tun, desto besser funktioniert unser Atmungssystem. Der erste Schritt zur Verbesserung der Atmung besteht darin, dass Sie sich ihrer einfach bewusst werden. Irgendwann werden Sie erkennen, dass ein ruhiges, gleichmäßiges und ungezwungenes Aus- und Einatmen viel besser ist als das angestrengte Einziehen und Ausstoßen der Atemluft. Im Verlauf dieses Buches werden Übungen zur Bewusstmachung der Atmung vorgestellt, mit denen Sie Ihre Atmung verbessern können, sodass Sie sich in Ihrem Alltag wesentlich lebendiger und aktiver fühlen werden. Sie werden erfahren, wie Sie verhindern können, dass Sie die Luft anhalten, und dass Sie Ihre Atmung nicht beschleunigen müssen. Wenn Sie zu irgendeinem Zeitpunkt bemerken, dass Sie den Atem anhalten oder plötzlich und stoßweise atmen, lassen Sie einfach zu, dass die Luft ruhig und kontinuierlich aus Ihren Lungen entweicht, sodass Sie anschließend so natürlich atmen können, wie es die Natur vorgesehen hat.

»Sie müssen Ihre Atmung
nicht bewusst verändern.«

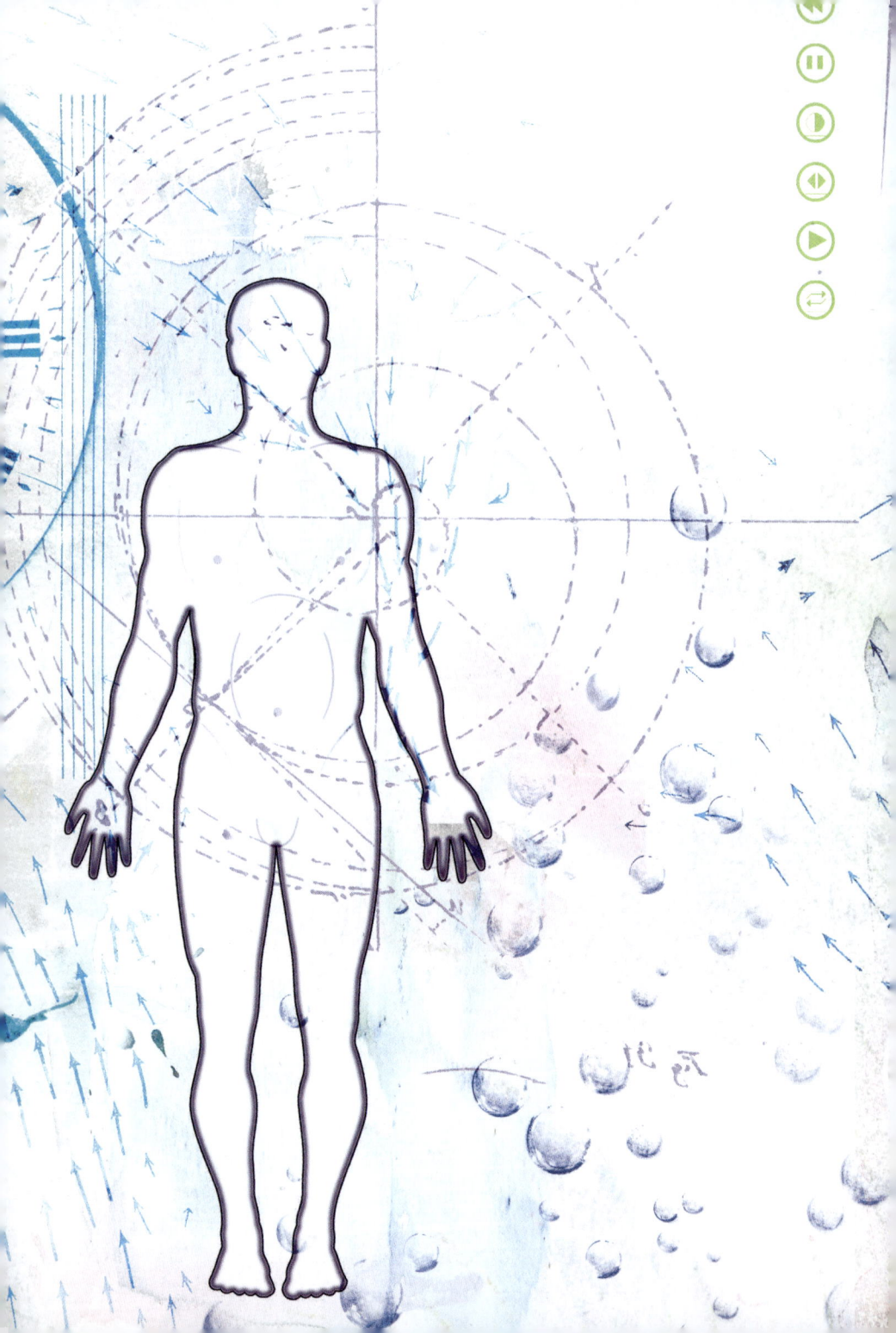

KAPITEL 2

Wie die Atmung funktioniert

....

*Mithilfe der richtigen Atmung lässt sich
die Mobilität des Brustkastens in wenigen
Wochen erheblich steigern, und die Mittel,
mit denen diese Mobilität erreicht wird,
werden die Lungen reinigen, purifizieren
und stärken.*

F. Matthias Alexander

Sauerstoff

Die Atmung ist eine unverzichtbare Körperfunktion, weil sie Sauerstoff in die Zellen transportiert. Die Körperzellen brauchen Sauerstoff, um die Energie aus der Nahrung in eine vom Körper verwertbare Form umzuwandeln. Mithilfe dieses Prozesses, der als Zellatmung bezeichnet wird, können die Zellen die Energie nutzen, um die Vitalfunktionen des Körpers zu erfüllen, zum Beispiel die Aktivierung der Muskeln – einschließlich des Herzmuskels. Ohne Sauerstoff kann keine Körperzelle lange funktionieren, und der langfristige Sauerstoffmangel lässt die Zellen absterben. Wir brauchen Sauerstoff für alle Körperfunktionen, einschließlich der Blutzirkulation, der Verdauung, der Körperbewegung und sogar des Denkens. Unser Körper benötigt Sauerstoff, wie ein Auto Benzin braucht. Ohne Treibstoff funktionieren beide nicht.

Während des Atemprozesses fließt Sauerstoff aus der Außenluft in die Lungen, wird von da aus durch das Blut in jede Körperzelle und jedes Körpergewebe transportiert. Das Blut nimmt das Abfallprodukt aus dem verbrauchten Sauerstoff auf, das in den Zellen zurückbleibt, und transportiert es zurück zu den Lungen, wo wir es als Kohlendioxid ausatmen. Dieser kontinuierliche Prozess, der innerhalb und außerhalb unseres Körpers stattfindet, geschieht spontan und ohne bewusste Anstrengung. Jeder Zelle, jedem Gewebe, Organ, Muskel, Knochen und vor allem dem Gehirn wird ständig Sauerstoff zugeführt, und von dort aus wird das Kohlendioxid abtransportiert. Dieser Prozess erhält uns am Leben und wahrt die Funktionstüchtigkeit unseres Körpers. Jeder, der einen Schlaganfall erlitten hat, weiß genau, wie wichtig die Sauerstoffzufuhr ist. Selbst ein kleinerer Schlaganfall kann eine Blockade auslösen, die die Sauerstoffzufuhr zum Gehirn kurzfristig unterbricht. Oftmals sind die Auswirkungen eines Schlaganfalls auch ein Jahr danach noch zu spüren. Ein Schlaganfall bietet ein gutes Beispiel für die Bedeutung einer ununterbrochenen, vollständigen Sauerstoffversorgung des Körpers.

»Wir atmen ungefähr 20 000-mal pro Tag –
mehr als sieben Millionen Mal im Jahr.«

ÜBUNG 2

Halten Sie einen Moment innne und denken Sie darüber nach, dass Ihre Atmung der grundlegende, Leben spendende Moment ist. Bedenken Sie, dass unser Atem uns in jedem Moment unseres Lebens ermöglicht, nach unseren Wünschen zu handeln – sogar diese Zeilen zu lesen. Gleichzeitig reagiert das Muskel-Skelett-System auf subtile Weise auf die Atembewegung, und unsere Atmung reagiert auf die Körperbewegung, die wir machen. Mit zunehmender Intensität der Körperbewegung steigt auch die Atemfrequenz. Und wenn wir ruhen, verlangsamt sie sich wieder. Unsere Atmung befindet sich in perfekter Harmonie mit jeder einzelnen Körperaktivität.

Jeder Atemzug

In einer einzigen Minute atmen wir zwischen acht- und 18-mal, wobei ich allerdings auch Personen kennengelernt habe, die aufgrund wirklich schlechter Atemgewohnheiten mehr als 30-mal pro Minute atmen. Im Durchschnitt atmen wir rund 20 000-mal pro Tag, das sind mehr als sieben Millionen Mal pro Jahr. Da wir täglich so viele Atemzüge machen, wäre es überaus sinnvoll, wenn wir lernen könnten, so effektiv und effizient wie möglich zu atmen. Dafür könnte es nützlich sein, ein besseres Verständnis für die Funktionsweise unserer Atmung zu gewinnen.

Das Atmen ist auf vielfältige Weise ein paradoxer Vorgang. Zwar ist der Akt des Atmens an sich simpel, aber der Atemprozess ist alles andere als das. Tatsächlich ist es ein äußerst komplexer Vorgang. Außerdem unterliegt die Atmung der bewussten sowie der unbewussten Kontrolle. Aber nur, wenn wir uns unsere Atmung bewusst machen, können wir sie verbessern. Die Atembewegung ist dreidimensional und setzt sich aus vielen unterschiedlichen Komponenten zusammen. Je mehr Sie darüber wissen, wie das Atemsystem angelegt ist, desto besser werden Sie in der Lage sein, auf natürliche Weise zu atmen.

Unser Atemsystem

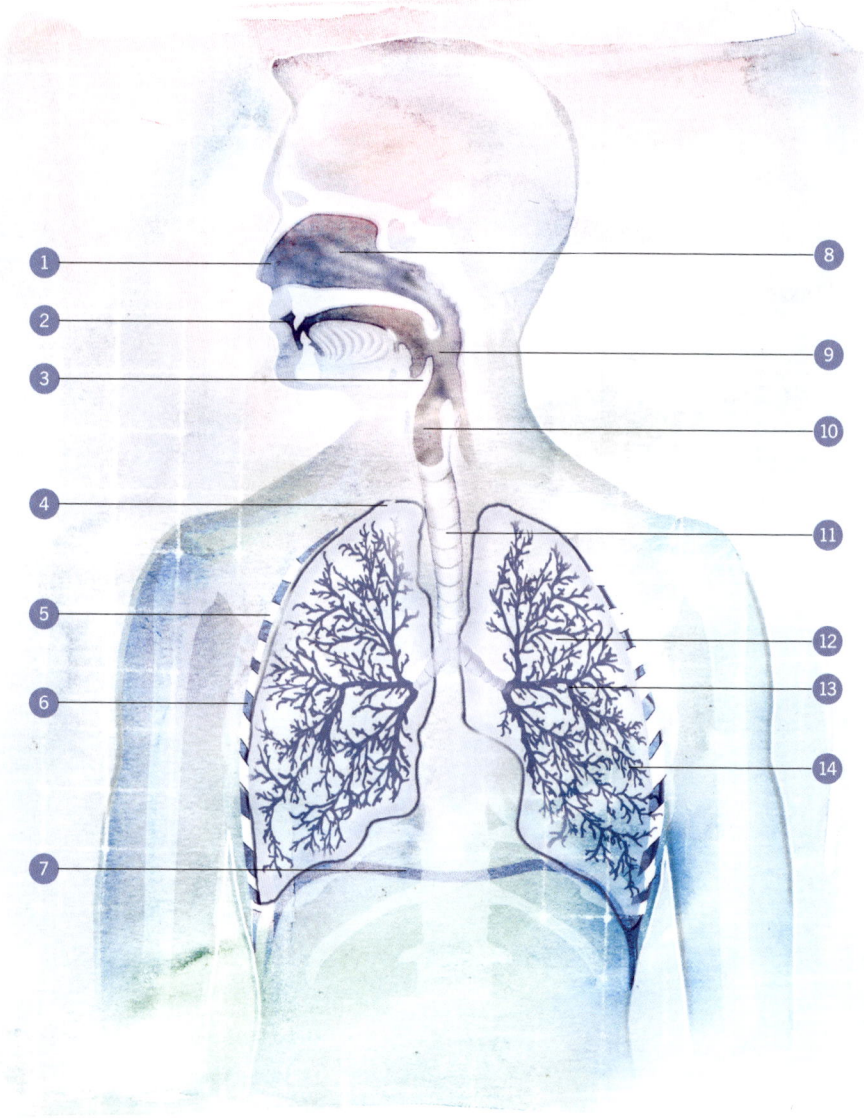

Nase und Mund

Die Luft, die wir einatmen, tritt durch die Nase oder den Mund in den Körper ein. Sie können durch den Mund mehr Luft aufnehmen, weil die Mundhöhle größer ist als der Nasengang. Das ist notwendig, um sprechen, singen, ein Blasinstrument spielen oder Sport treiben zu können. Da die Luft auf weniger Widerstand trifft, wenn wir durch den Mund atmen, gelangt sie schneller in die Lungen. Wenn wir dagegen durch die Nase atmen, wird die Luft zunächst angewärmt, befeuchtet und gefiltert, was einen bestimmten gesundheitlichen Nutzen hat. Egal ob wir durch die Nase oder den Mund atmen, immer fließt die Luft durch die Kehle, durch die Luftröhre, die sich in zwei Hauptbronchien teilt, durch die sie in die Lungen gelangt. Man kann nicht atmen und gleichzeitig schlucken. Das ist der Grund, warum wir uns gelegentlich am Essen oder einem Getränk verschlucken, wenn wir hastig essen oder beim Essen sprechen.

Die Luftröhre

Die Luftröhre oder Trachea, wie der anatomische Fachbegriff lautet, ist eine Röhre von rund 10 Zentimeter Länge und einem Durchmesser von weniger als 2,5 Zentimetern. Die Luftröhre beginnt gleich unter dem Kehlkopf und endet hinter dem Brustbein. Sie besteht aus einem kräftigen, aber flexiblen Knorpel, da sie immer offen bleiben muss. An ihrem Ende teilt sie sich in die zwei kleineren schlauchähnlichen Hauptbronchien, die zum rechten und linken Lungenflügel führen.

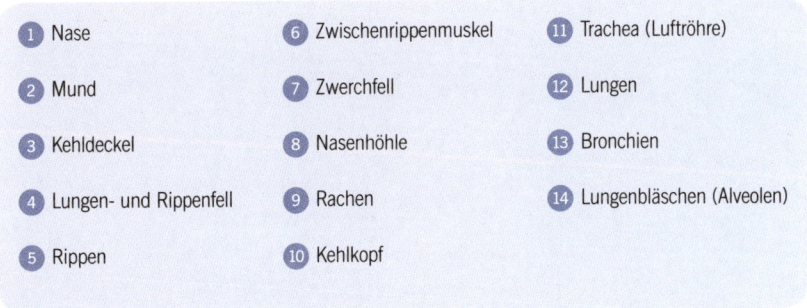

1 Nase

2 Mund

3 Kehldeckel

4 Lungen- und Rippenfell

5 Rippen

6 Zwischenrippenmuskel

7 Zwerchfell

8 Nasenhöhle

9 Rachen

10 Kehlkopf

11 Trachea (Luftröhre)

12 Lungen

13 Bronchien

14 Lungenbläschen (Alveolen)

Die Bronchien

Die Bronchien sind der Hauptkanal in die Lungen. Die Luft fließt von Nase und Mund über den Kehlkopf durch die Bronchien. Diese teilen sich in zwei kleinere »Schläuche«, sodass die Luft entweder in den linken oder rechten Bronchus fließen kann. Anschließend verzweigen sich die Bronchien immer weiter, ähnlich dem Geäst eines Baumes – man spricht auch vom Bronchialbaum. Diese Verästelungen werden immer kleiner und münden schließlich in den Bronchiolen. Diese Gänge enden in kleinen Lungenbläschen, Alveolen genannt, in denen der Austausch von Sauerstoff und Kohlendioxid stattfindet.

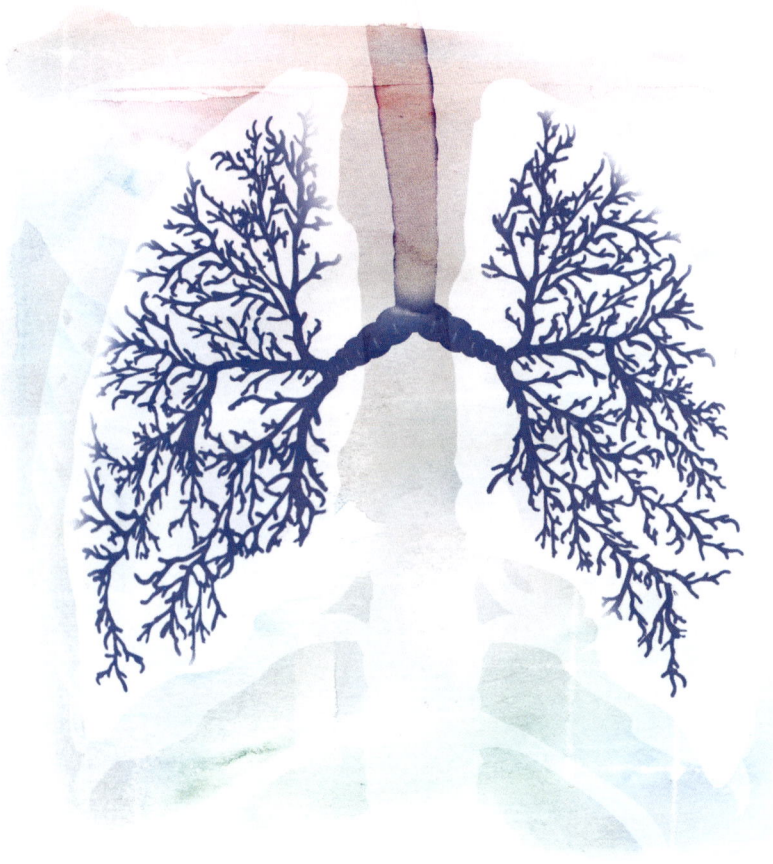

Die Lungen

Die Lungenflügel sind zwei flexible Gebilde, die zwischen 4 und 6 Liter Luft aufnehmen können, abhängig von der Körpergröße. Sie sind extrem elastische, schwammähnliche Organe und enthalten immer etwas Luft. Aufgrund ihrer Elastizität erhalten sie ihre Form durch die Struktur der Rippen und die Bewegung des Zwerchfells und reagieren auf natürliche Weise auf deren Bewegungen. Viele Menschen sind sich der Größe beziehungsweise der Positionierung der Lungen oder der Tatsache, dass die Lungen stets etwas Luft enthalten müssen – die Lungen sind nie vollkommen entleert –, gar nicht bewusst.

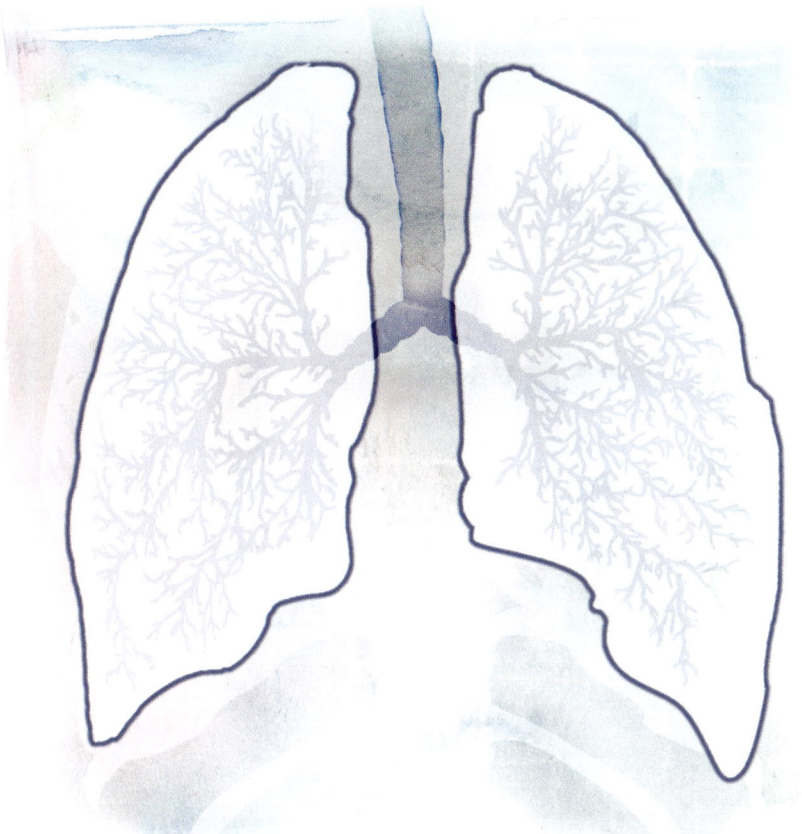

Die Lungen befinden sich innerhalb des Brustkorbs, und zwar oberhalb des Zwerchfells – ein Lungenflügel sitzt rechts und einer links. Ihre Form ist aber nicht symmetrisch. Tatsächlich besteht der rechte Lungenflügel aus drei Lappen und ist größer als der linke Lungenflügel, der nur aus zwei Lappen besteht und etwas kleiner ist, da er sich den Platz mit dem Herzen teilen muss. Unsere Lungen besitzen eine dreidimensionale konische Struktur, deren Basis gleich über dem Zwerchfell angeordnet ist. Der obere Rand der Lungenflügel ist rund, und wenn sie voll aufgepumpt sind, reichen sie von dem Bereich oberhalb des Schlüsselbeins fast bis zum unteren Ende des Brustkorbs. Außerdem befindet sich mehr Lungengewebe im hinteren Teil der Lunge als im vorderen Teil. Die Lungen sind mit einem feinen Gewebe überzogen, das als Lungenfell bezeichnet wird. Ein ähnlich dünnes Gewebe – das Rippenfell – kleidet das Innere der Brusthöhle aus. Beides zusammen bezeichnet man als Brustfell. Zwischen beiden Schichten befindet sich der sogenannte Pleuraspalt, der eine dünne Schicht Flüssigkeit enthält, damit sich beide Schichten geschmeidig gegeneinander bewegen können, wenn sich die Lungen mit jedem Atemzug aufblähen und anschließend wieder entleeren.

Der Brustkorb

Der Brustkorb hat die Form eines Bienenstocks und ummantelt und schützt die wichtigsten Vitalorgane des Körpers – unser Herz und unsere Lungen. Er stabilisiert das Brustskelett und unterstützt und verbindet fast alle Rippen. Insgesamt besitzen wir 24 Rippen, zwölf auf jeder Körperseite. Auf der Körpervorderseite sind die Rippen mit dem Brustbein und im Rücken mit der Wirbelsäule verbunden, und zwar mittels Rippen-Wirbelgelenken – auch Kostovertebralgelenke genannt –, die sich bei jedem Atemzug frei bewegen. Diese Gleitgelenke ermöglichen eine leichte und freie Bewegung des gesamten Brustkorbs. Die Knorpel, die die Rippen auf der Körpervorderseite verbinden, verleihen dem Brustkorb Stabilität. Dabei bleibt er aber flexibel, sodass er unbehindert auf die verschiedenen Luftmengen reagieren kann, die wir ein- und ausatmen. Der Brustkorb muss von Natur aus federnd, mobil und beweglich sein, weil er den Lungen, die er umschließt, eine freie Bewegung ermöglichen muss.

»Wenn die Muskelspannung im Körper zu groß ist,
wird aus der ansonsten mühelosen Atmung
eine große Anstrengung.«

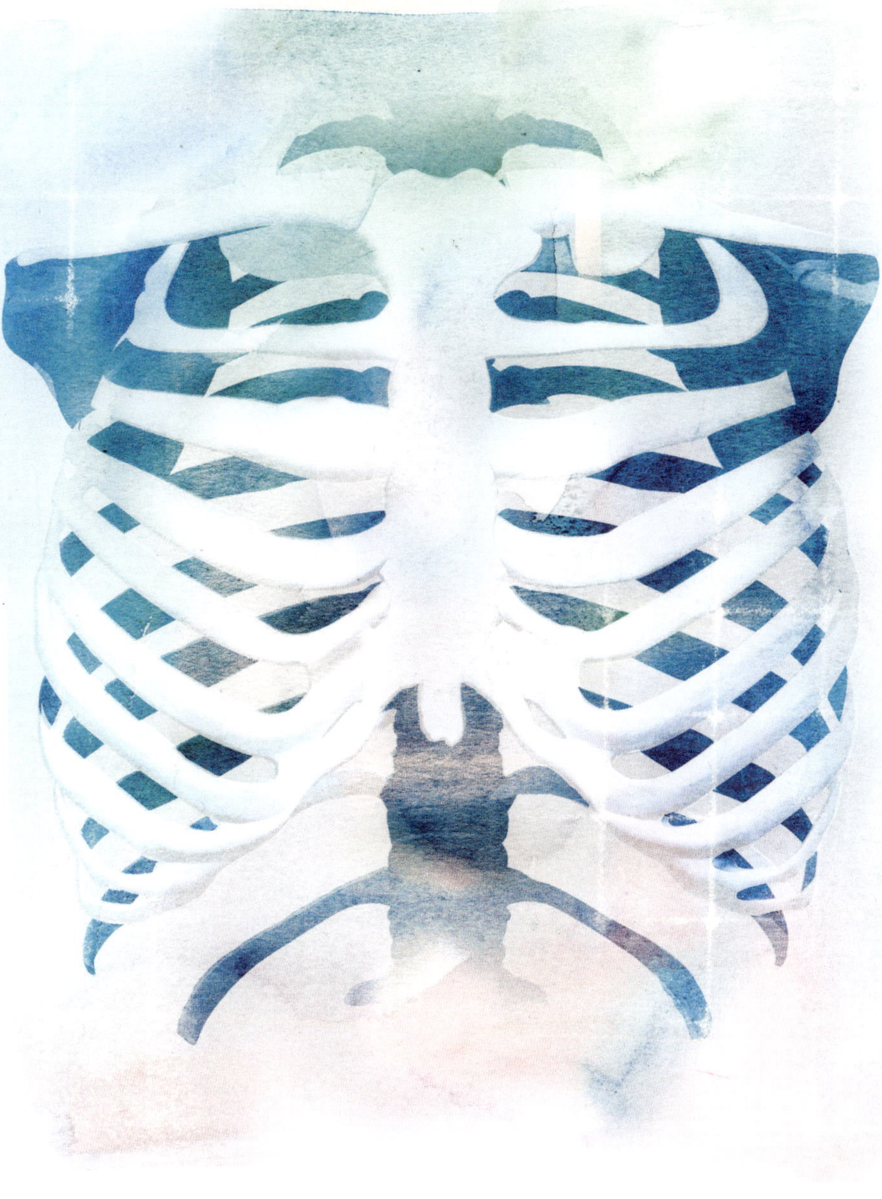

Das Brustbein

Das Brustbein ist ein vertikaler, langer, flacher Knochen, der sich in der Mitte der Vorderseite des Brustkorbs befindet. Er ist ungefähr 15 Zentimeter lang und 2,5 Zentimeter breit, unterteilt sich in drei Abschnitte und hat die Funktion, den größten Teil der Rippen zu unterstützen und die Luftröhre vor Verletzungen zu schützen.

Die ersten sieben Rippen sind über den Rippenknorpel direkt, die folgenden drei Rippen über den knorpeligen Rippenbogen mit dem Brustbein verbunden. Die verbleibenden zwei unteren Rippen werden als »schwebende« oder »fliehende« Rippen bezeichnet, weil sie keine Verbindung zum Brustbein besitzen. Sie sind lediglich mit der Wirbelsäule verbunden.

Wenn der Körper gut arbeitet, bewegen sich die Muskeln und Knochen des Atmungssystems frei, aber koordiniert. Ist die Muskelspannung im Körper zu groß, wird die aufrechte, elastische und sorgfältig ausbalancierte Skelettstruktur behindert. Diese Anspannung kann oft zu einer Verkrampfung rund um den Brustkorb führen, die die natürliche Organisation des Atmungssystems stört und die normalerweise mühelose Atmung zu einer großen Anstrengung macht.

ÜBUNG 3

1. Legen Sie die Hände sanft auf die verschiedenen Abschnitte Ihres Brustkorbs.
2. Beobachten Sie, an welcher Stelle Sie beim Ein- und Ausatmen die größte Bewegung verspüren.

Sie können diese Übung auch mit Freunden oder Familienmitgliedern machen, um zu sehen, ob sie zu den gleichen Ergebnissen kommen.

Das Zwerchfell

Viele Menschen glauben, das Zwerchfell (der medizinische Fachausdruck lautet Diaphragma) sei der wichtigste Atemmuskel, weil unsere Atembewegung im mittleren Rumpfbereich beginnt, in dem sich das Zwerchfell befindet. Tatsächlich ist das Zwerchfell aber nur ein Element eines ganzen Systems, das aus vielen beweglichen Teilen besteht, und es sollte dementsprechend als Teil des Ganzen betrachtet werden.

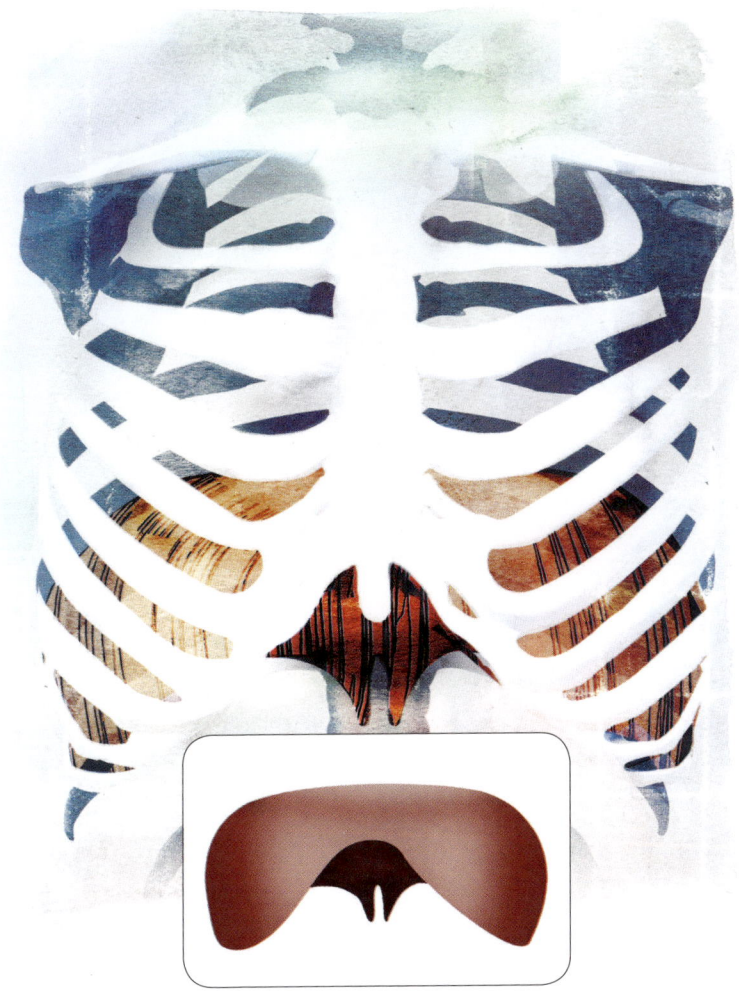

Wenn wir auf gesunde Weise atmen, arbeiten alle Muskeln des Atmungssystems koordiniert zusammen. Das Zwerchfell empfängt über den Zwerchfellnerv Botschaften des Gehirns und initiiert die Atembewegung. Ist unsere Atmung freier und besser koordiniert, erhöht sich der Spielraum des Zwerchfells. Je größer der Bewegungsspielraum des Zwerchfells ist, desto befreiter und effizienter wird die Atmung.

Das Zwerchfell ist der größte Muskel des Atmungssystems. Es trennt den Brust- vom Bauchraum. Im Thoraxbereich ist es vom Brustfell bedeckt und im abdominalen Bereich vom Bauchfell. Über dem Zwerchfell befindet sich der Brustkorb, in dem Lunge und Herz liegen. Unter dem Zwerchfell befindet sich die Bauchregion, in der Leber, Magen, die Nieren, Dick- und Dünndarm, Bauchspeicheldrüse, Gallenblase und Milz liegen. Die äußeren Enden des Zwerchfells sind mit dem unteren Ende der untersten Rippen und dem Brustbein verbunden. Der Zwerchfellmuskel ist dünn und hat eine unregelmäßige Form; es ist an die Form der Organe angepasst, die darüber und darunter liegen. Das Zwerchfell ist eine flexible Platte aus Muskeln und Sehnen, die sich beim Atmen kuppelförmig zusammenzieht und wieder entspannt und abflacht. Das Zwerchfell ist im Rücken mit der Lendenwirbelsäule verbunden und in der Brust mit dem Brustbein und den Rippen. Übung 4 kann dazu beitragen, das Zwerchfell zu entspannen, und ist sehr nützlich für alle diejenigen, die normalerweise eine flache Atmung haben.

ÜBUNG 4

1. Machen Sie beim Ausatmen einen Zischlaut mit den Zähnen.
2. Machen Sie das so lange, wie Sie können, bis Sie das Gefühl haben, alle Luft sei aus Ihren Lungen entwichen, aber pressen Sie nicht.
3. Stoßen Sie das letzte bisschen Luft schnell aus.

Diese Übung trägt zur Entspannung des Zwerchfells bei. Möglicherweise werden Sie anschließend feststellen, dass sich Ihre nächsten Atemzüge größer anfühlen als sonst.

Die Form und Qualität der Bewegung des Zwerchfells wird üblicherweise miss-verstanden. Die folgende Übung hilft, seine Bewegungen besser zu verstehen.

ÜBUNG 5

1. Stellen Sie sich einen Fallschirm vor, der im Wind abwechselnd aufsteigt und absinkt. Oder denken Sie an die kontrahierenden Bewegungen einer Qualle im Meer.
2. Stellen Sie sich nun die gleiche Bewegung in Ihrem Inneren vor – wenn das Zwerchfell ansteigt, nimmt es die Form einer Kuppel an, und wenn es sinkt, flacht es sich wieder ab und breitet sich aus.

Nehmen Sie sich einige Minuten Zeit, um sich die kontinu-ierlichen Bewegungen des Aufblähens und Abflachens vorzustellen. Es ist wichtig zu erkennen, dass das Zwerchfell beim Ausatmen ansteigt und beim Einatmen absinkt.

Abgesehen davon, dass das Zwerchfell ein sehr einflussreicher Muskel ist, ist es äußerst flexibel und beweglich. Die Flexibilität ist notwendig wegen der unterschiedlich geformten Organe, die sich ober- und unterhalb des Zwerchfells befinden. Außerdem muss sich das Zwerchfell an die großen Veränderungen des Lungenvolumens anpassen. Man muss sich bewusst werden, dass sich das Zwerchfell auf dreidimensionale Weise bewegt und dabei die Bewegung des Ein- und Ausatmens widerspiegelt. Beim Einatmen senkt sich das Zwerchfell ab und erhöht den Druck auf den Unterbauch, wodurch die inneren Organe sanft nach unten und nach außen gedrückt werden. Dadurch wird die Brusthöhle größer, sodass sich die Lungen ausdehnen und mehr Luft aufnehmen können.

Und so funktioniert die Atmung

Die Atmung wird von dem autonomen Nervensystem des Körpers reguliert. Der Hirnstamm enthält Atemzentren, die ständig den Sauerstoff- und Kohlendioxidgehalt des Blutes messen. Das geschieht unbewusst und wird von unserem Gehirn automatisch gesteuert. Diese Atemzentren sorgen dafür, dass sich der Sauerstoff- und der Kohlendioxidgehalt des Blutes ständig im Gleichgewicht befinden. Wenn das Verhältnis zwischen Sauerstoff und Kohlendioxid aus dem Gleichgewicht gerät, sendet das Gehirn über den Zwerchfellnerv Botschaften an das Zwerchfell, damit es die Atemfrequenz und die Tiefe der Atemzüge erhöht oder verringert. Diese Anpassung bringt das Verhältnis zwischen Sauerstoff und Kohlendioxid wieder in die Balance, und die Atmung wird wieder ruhig und regelmäßig.

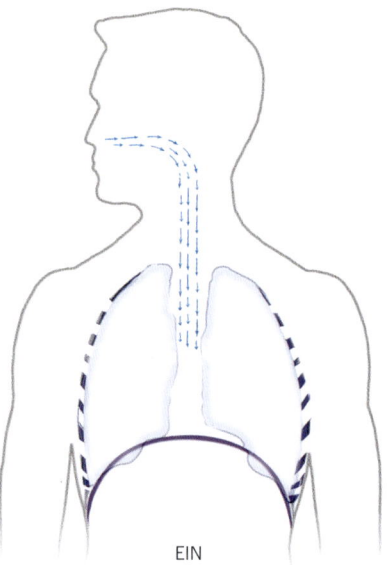
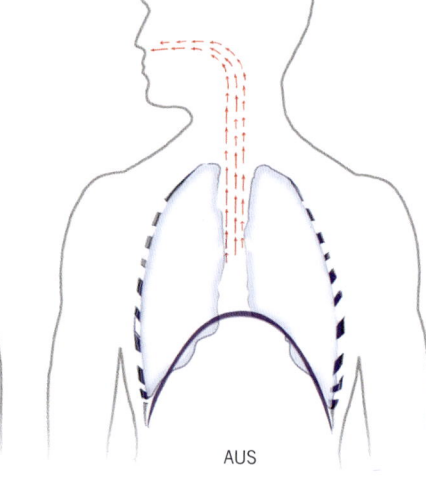

EIN

AUS

Die Steigerung des Volumens bedeutet weniger Druck

- Die Rippen bewegen sich nach oben und wölben sich vor,
- das Zwerchfell flacht ab und senkt sich nach unten,
- das Volumen der Brusthöhle nimmt zu.

Die Verringerung des Volumens bedeutet einen Anstieg des Drucks

- Die Rippen senken sich,
- das Zwerchfell bläht sich auf,
- das Volumen der Brusthöhle nimmt ab.

Außerdem besitzen die Lungen und die Brustwand Dehnungsrezeptoren, die ständig die Dehnung dieser Organe überwachen. Wenn sich die Lungen oder die Muskeln rund um den Brustkorb überdehnen, senden diese Rezeptoren Signale ans Atemzentrum, damit der Körper ausatmet und ein weiteres Einatmen verhindert, um eine Schädigung der Lungen zu vermeiden. Wir wollen nun betrachten, was beim Ein- und Ausatmen genau geschieht.

Einatmen

Die Lungen sind von einem Gewebe überzogen, das als Lungenfell bezeichnet wird und so flexibel ist, dass sich die schwammartigen Lungen ausdehnen und zusammenziehen können. Wir verstehen die Atemmechanik besser, wenn wir die Arbeit des Zwerchfells betrachten. Beim Einatmen zieht sich das Zwerchfell zusammen, senkt sich ab und übt Druck auf die Bauchorgane aus, die unterhalb des Zwerchfells angesiedelt sind. Das bewirkt eine Zunahme des Volumens der Brusthöhle, wodurch ein teilweises Vakuum entsteht. Sofort strömt Luft von außen hinein, die das Vakuum füllt. Gleichzeitig bewegen sich die Rippen nach oben und wölben sich vor, um mehr Raum für die expandierenden Lungen zu schaffen.

Ausatmen

In dieser Atemphase wird die Luft aus den Lungen ausgestoßen. Beim Ausatmen entspannt sich das Zwerchfell, sodass es ansteigt, wodurch ein Druckunterschied zwischen der äußeren Atmosphäre und dem Inneren des Brustkorbs erzeugt wird. Kurzum, es ist der Atemmuskel, der die Größe der Brusthöhle verändert und abwechselnd Bereiche des Über- und Unterdrucks erzeugt, was dazu führt, dass Luft eingesogen und anschließend wieder aus den Lungen ausgestoßen wird. Wenn sich das Zwerchfell beim Ausatmen entspannt, steigt es an und nimmt die Form einer Kuppel an. Gleichzeitig senken sich die Rippen ab und ziehen sich zusammen. Diese Bewegungen führen zu einer Veränderung des Volumens im Brustkasten; sowohl das Volumen in der Brusthöhle selbst als auch im Pleurasack nimmt ab. In dieser Atemphase tritt die Luft aus den Lungen aus, um ein Gleichgewicht mit dem äußeren Luftdruck herzustellen. Wichtig ist, sich daran zu erinnern, dass all das unbewusst geschieht, ohne dass wir eine bewusste Anstrengung unternehmen. Die Atmung ist dann am effizientesten, wenn das Zwerchfell, die Lungen, der Bauch und die Muskeln rund um den Brustkorb in perfekter Koordination arbeiten.

Das ist so ähnlich, als öffnete man eine flache Papiertüte. Sobald Sie sie öffnen, tritt Luft ein, um den Raum zu füllen, den Sie durch das Öffnen geschaffen haben. Wenn Sie die Tüte wieder flach streichen, tritt die Luft wieder aus. Die Atmung macht das automatisch; sie erfordert keinerlei bewusste Anstrengung.

Die Atmung verändert sich abhängig von unserer Körperbewegung. In Ruhephasen findet nur eine minimale Bewegung des Zwerchfells und aller anderen Atemmuskeln statt. Wenn wir uns jedoch körperlich betätigen, nimmt die Bewegung als Anpassung an den erhöhten Sauerstoffbedarf des Körpers zu. Aktivitäten, mit denen ein hoher Energieaufwand verbunden ist, erfordern eine größere Sauerstoffzufuhr. Dann müssen alle Muskeln des Atmungssystems härter arbeiten, um das Zwerchfell beim Zusammenziehen zu unterstützen. Das trägt zu einer Entleerung der Lungen bei, sodass schneller sauerstoffreiche Luft aufgenommen werden kann.

Der Luftaustausch ist also wirklich eine ganz mühelose Angelegenheit. Wenn die Luft von außen aufgenommen wird, fließt sie durch die Luftröhre und anschließend durch die

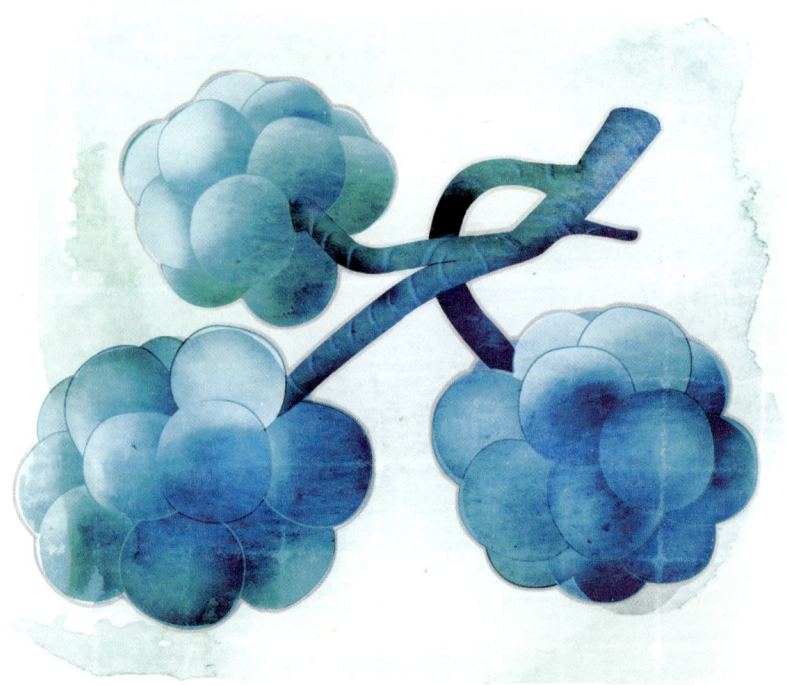

Bronchien in die Lungen. Wie erwähnt, teilen sich die Hauptbronchien und verästeln sich immer feiner, bis sie in die sogenannten Bronchiolen münden. Diese sind mit feinen Flimmerhärchen ausgekleidet: winzig kleine haarähnliche Zellen, die sich bei jedem Atemzug hin- und herbewegen. Diese Bewegung trägt dazu bei, Schleim aus den Lungen zu entfernen. Die Bronchiolen enden in winzig kleinen Lungenbläschen, die als Alveolen bezeichnet werden. Der menschliche Körper besitzt mehr als 300 Millionen solcher Lungenbläschen. Sie sind von einem Gewebe kleinster Blutgefäße umgeben, die man Kapillare nennt. Das ist der Ort, an dem der Austausch von Sauerstoff und Kohlendioxid stattfindet.

Die Lungenbläschen blähen sich bei jedem Atemzug auf und fallen wieder in sich zusammen. Der Sauerstoff aus der eingeatmeten Luft entweicht durch die Wände der Lungenbläschen und benachbarten Kapillargefäße und wird von den roten Blutkörperchen aufgenommen. Nachdem das Blut den Sauerstoff absorbiert hat, verlässt das Blut die Lungen und strömt zum Herzen. Das Herz pumpt das sauerstoffreiche Blut durch den Körper, damit alle Körperzellen mit Sauerstoff versorgt werden. Wenn die Zellen den Sauerstoff aufnehmen, entsteht Kohlendioxid – ein weiteres Abfallprodukt der Zelloxidation –, das wieder vom Blut aufgenommen wird. Das kohlendioxidhaltige Blut fließt zurück zu den Lungen, wo das Kohlendioxid über die Ausatmung aus dem Körper entfernt wird.

Die Atmung ist ein Geschenk

Der wichtigste Punkt im Zusammenhang mit der Atmung ist, dass wir die natürliche Atemregulierung des Körpers nicht stören sollten. Der gesamte Prozess geschieht von Natur aus ohne jede Anstrengung. Wir müssen weder Luft einziehen noch ausstoßen oder blasen oder unseren Atem anhalten. Wir müssen überhaupt nichts machen. Einige unserer Atemzüge werden lang sein, andere kurz – das entscheidet unser Körper ganz alleine. Alles, was wir tun müssen, ist, uns die Gewohnheiten bewusst zu machen, die eine natürliche Atmung behindern, und diese ablegen. Wir müssen uns vor Augen führen, dass das Leben uns jeden Atemzug schenkt, und wir sollten jeden unserer Atemzüge als Geschenk der Energie betrachten, die uns das Leben gegeben hat. Nehmen Sie jeden Atemzug mit Dankbarkeit an.

»Wir sollten die natürliche Atemregulierung
des Körpers nicht stören.«

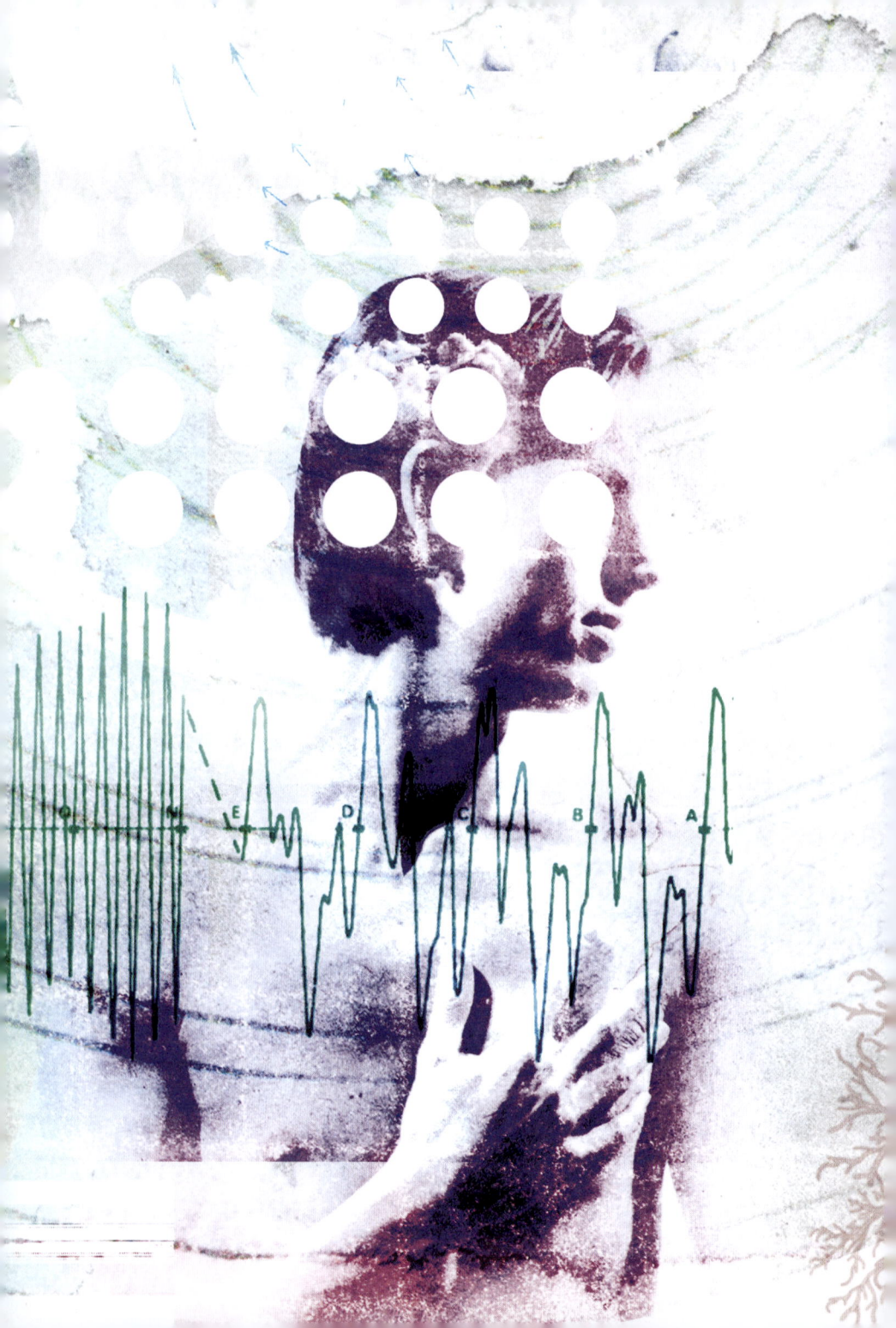

KAPITEL 3

Der Atem-Mann

·····························

*Ich behaupte nicht, dass ich eine
neue Atemmethode gefunden,
sondern dass ich die einzig wahre
entdeckt habe.*

F. Matthias Alexander

Alexanders Geschichte

Was die Kunst der natürlichen Atmung betrifft, gab es einen Mann, der herausragende Pionierarbeit geleistet hat: Frederick Matthias Alexander. Ende des 19. Jahrhunderts entwickelte Alexander seine Methode der Atemkoordination, um seine Stimm- und Atemprobleme zu überwinden. Im Verlauf mehrerer Jahre entwickelte er eine Technik, die Menschen dabei half, ihre schädlichen Atemgewohnheiten abzulegen, ihre Fehlhaltung zu korrigieren und eine freiere, aufrechtere Körperhaltung anzunehmen. Um seine Methode besser zu verstehen, ist es hilfreich, sich zunächst anzusehen, wie Alexander seine eigenen Stimm- und Atemprobleme überwand, denn das war wirklich eine außergewöhnliche Leistung.

Alexander wurde 1869 in Tasmanien, Australien, als Nachfahre schottischer und irischer Einwanderer geboren. Er kam als Frühgeburt auf die Welt und litt seit seiner Geburt unter Atemwegsproblemen. Wegen seiner anfälligen Konstitution wurde er schon früh aus der Schule genommen und abends von einem örtlichen Lehrer unterrichtet. Als Alexander heranwuchs, begann er sich für das Amateurschauspiel zu interessieren. Mit zwanzig reiste er nach Melbourne, wo er drei Monate lang ständig ins Theater, zu Konzerten und in Kunstgalerien ging. Am Ende dieser drei Monate hatte er die feste Entscheidung getroffen, Unterricht zu nehmen, um Schauspieler und Rezitator zu werden.

»Alexander half Menschen dabei,
ihre schädlichen Atemgewohnheiten abzulegen,
ihre Fehlhaltung zu korrigieren und eine freiere,
aufrechtere Körperhaltung anzunehmen.«

Stimmprobleme

Alexander blieb in Melbourne, um Schauspielunterricht zu nehmen, und es dauerte nicht lange, bis er einen Ruf als erstklassiger Rezitator genoss. Dann gründete er seine eigene Theatergruppe und spezialisierte sich auf Solo-Rezitale von Shakespeare. Mit wachsendem Erfolg erhielt Alexander immer mehr Engagements und zog ein immer größeres Publikum an, und so wurden auch die Theatersäle, in denen er auftrat, zunehmend größer. Ohne Mikrofone oder andere technische Hilfsmittel wurde die Belastung für seine Stimme immer größer. Nach einer Weile machte sich das bemerkbar: Seine Atmung wurde hörbar, und er wurde regelmäßig inmitten seiner Darbietungen heiser. Daraufhin wandte er sich an verschiedene Experten, darunter Ärzte und Stimmtrainer, die ihm Medikamente und Stimmübungen verschrieben. Diese zeigten jedoch schon bald keine Wirkung mehr, und seine Stimme wurde immer schlechter, bis Alexander bei einem Auftritt kaum noch zu Ende sprechen konnte. Er war äußerst besorgt, denn ihm war klar, dass dieses Problem seine gesamte Karriere in Gefahr brachte.

Mit wachsender Verzweiflung suchte Alexander erneut seinen Arzt auf, der nach einer ausgiebigen Untersuchung seiner Kehle zu dem Schluss kam, dass seine Stimmbänder überlastet waren, und verordnete ihm zwei Wochen komplettes Sprechverbot. Alexander, der wild entschlossen war, alles auszuprobieren, versuchte in den folgenden zwei Wochen, so wenig wie möglich zu sprechen. Zu Beginn seines nächsten Auftritts war er hocherfreut, weil er feststellte, dass seine Heiserkeit vollständig abgeklungen und seine Stimme kristallklar war. Nach der Hälfte seiner Darbietung kehrte die Heiserkeit jedoch zurück, schlimmer als je zuvor, und noch vor Ende der Aufführung war sie so stark, dass er kaum sprechen konnte.

Am folgenden Tag kehrte er zu seinem Arzt zurück und berichtete ihm, was geschehen war. Der Arzt hatte den Eindruck, seine Behandlung habe eine gewisse Wirkung gezeigt, und riet Alexander zur Fortsetzung. Dieser weigerte sich jedoch mit dem Argument, dass, wenn sein Problem nach einer zweiwöchigen Behandlung innerhalb einer einzigen Stunde zurückkehrte, eine Fortsetzung der Behandlung keine dauerhafte Besserung bieten würde. Außerdem sagte er seinem Arzt, wenn seine Stimme zu Beginn der Aufführung einwandfrei funktionierte und nach Beendigung des Rezitals so angegriffen war, dann müsse das Problem von irgendetwas ausgelöst worden sein, dass er während des Vortrags tat. Der Arzt dachte intensiv darüber nach und stimmte ihm zu. Daraufhin bat Alexander ihn, ihm zu sagen, was die Ursache sein könnte, aber der Arzt gestand ehrlicherweise ein, er wisse es nicht. Alexander verließ seine Praxis mit dem festen Entschluss, es selbst herauszufinden.

Selbstdiagnose

Alexander machte sich daran, sich selbst zu beobachten, bis er zu einer Selbstdiagnose gelangte, die ihm nicht nur die Antwort auf seine Stimm- und Atemprobleme lieferte, sondern schließlich zu einem profunden Verständnis für die Bedeutung der Körperhaltung und der Atmung verhalf. Er erkannte, dass viele Menschen ihre eigenen natürlichen Bewegungen, die natürliche Koordination und Atmung unbewusst massiv behindern. Dies, so schlussfolgerte er, sei die Ursache vielfältiger Leiden in unserer modernen Zivilisation.

Alexanders Entdeckungen wurden zu seiner Zeit zwar in keiner Weise angemessen gewürdigt, aber man könnte dennoch sagen, dass sie zu den größten Entdeckungen des 20. Jahrhunderts gehören. Wie Sie sehen werden, liest sich seine Geschichte eher wie ein mystischer Roman. Seine Genialität lag in der Erkenntnis, dass er seine Probleme unbeabsichtigt selbst verursachte. Durch seine Beharrlichkeit gelang es ihm, den Beweis für seine These zu führen, und so fand er schließlich einen Weg zur Selbstheilung.

Zu Beginn seiner Nachforschungen hatte er nur zwei Anhaltspunkte, mit denen er arbeiten konnte:

- *Das Rezitieren auf der Bühne machte ihn heiser und verursachte Atemprobleme, die dazu führten, dass er seine Stimme verlor.*
- *Wenn er ganz normal sprach, verschwand die Heiserkeit.*

Mithilfe einfacher, logischer Schritte kam er zu dem Rückschluss, dass er während des Rezitierens offensichtlich etwas anders machte als während des normalen Sprechens, da er keinen Stimmverlust und keine Heiserkeit erlitt, wenn er normal sprach. Wenn es ihm gelänge herauszufinden, worin dieser Unterschied bestand, wäre er womöglich in der Lage, die Art und Weise, wie er seine Stimme während des Rezitierens einsetzte, zu verändern, und könnte auf diese Weise sein Problem lösen. Er beobachtete sich im Spiegel, während er normal sprach und rezitierte, in der Hoffnung, Unterschiede zwischen beiden Formen des Sprechens zu finden. Und so beobachtete er sich aufmerksam beim normalen Sprechen, konnte aber nichts Falsches oder Unnatürliches feststellen. Wenn er jedoch zu rezitieren begann, entdeckte er mehrere Veränderungen an sich selbst:

- *Er neigte dazu, seinen Kopf mit einer gewissen Kraft nach hinten und nach unten in Richtung Wirbelsäule zu drücken.*
- *Gleichzeitig presste er seinen Kehlkopf (das ist der Kehlraum, in dem sich die Stimmbänder befinden) zusammen.*

- *Außerdem begann er, die Atemluft durch den Mund einzusaugen, wodurch ein keuchender Laut entstand.*

Bis zu diesem Punkt war Alexander sich seiner Angewohnheiten überhaupt nicht bewusst gewesen. Als er zu seiner normalen Sprechstimme zurückkehrte, erkannte er, dass er zwar tendenziell dasselbe machte, jedoch nicht in dieser Ausprägung. Das war der Grund, warum ihm diese Angewohnheiten zuvor nicht aufgefallen waren und keine Heiserkeit erzeugten. Nach dieser neuen Erkenntnis begann er, mit neuem Enthusiasmus immer wieder vor dem Spiegel zu rezitieren, um zu sehen, ob er weitere Hinweise finden konnte. Bald fiel ihm auf, dass diese drei Eigenarten besonders ausgeprägt waren, wenn er Textpassagen las, die besondere Anforderungen an seine Stimme stellten. Das bestätigte seinen früheren Verdacht, dass es eine Verbindung zwischen der Art, wie er rezitierte, und seinen Stimmproblemen gab.

Ursache und Wirkung

Die nächste Herausforderung bestand darin, die Ursachen dieser schädlichen Angewohnheiten herauszufinden. Nach weiteren Experimenten wurde Alexander klar, dass er es nicht vermeiden konnte, beim Atmen Luft einzusaugen oder Druck auf seinen Kehlkopf auszuüben. Allerdings konnte er bis zu einem gewissen Grad vermeiden, seinen Kopf zurückzuziehen, indem er seine Muskeln entspannte. Alexander setzte seine Experimente vor dem Spiegel fort und stellte bald darauf fest, dass die Heiserkeit abnahm, wenn er es schaffte, seinen Kopf davon abzuhalten, sich reflexartig nach hinten und in Richtung Wirbelsäule zu bewegen. Anschließend suchte er erneut seinen Arzt auf, der nach weiteren Untersuchungen zu dem Ergebnis kam, dass sich der generelle Zustand seiner Kehle und seiner Stimmbänder erheblich verbessert habe. Nun besaß Alexander den Beweis, dass es die Art und Weise war, wie er rezitierte, die zum Stimmverlust führte, und er fühlte sich zu der Überzeugung ermutigt, er könne seine Probleme beseitigen, wenn es ihm gelänge, seine Körperhaltung beim Rezitieren zu korrigieren.

»Es gab definitiv eine Verbindung zwischen der Art und Weise, wie er rezitierte, und seinen Stimmproblemen.«

Die unzulässige Einschätzung der Sinneswahrnehmung

In der Überzeugung, sich den Ursachen seiner Probleme anzunähern, setzte Alexander seine Experimente fort, um herauszufinden, ob er den Zustand seiner Stimmbänder weiter verbessern konnte. Um dem reflexhaften Zurückziehen seines Kopfes entgegenzuwirken, bewegte er ihn bewusst nach vorne. Zu seiner Überraschung stellte er jedoch fest, dass er damit genauso viel Druck auf seinen Kehlkopf ausübte. Um dieses Mysterium aufzuklären, platzierte er zwei weitere Spiegel jeweils links und rechts vom ersten Spiegel. Als er sich in den Spiegeln beobachtete, konnte er deutlich erkennen, dass er seinen Kopf sogar noch stärker nach hinten und in Richtung Wirbelsäue zog als zuvor. Ihm wurde klar, dass er exakt das Gegenteil von dem machte, was er dachte, das er tat. Dieses Phänomen bezeichnete er als »unzuverlässige Einschätzung der Sinneswahrnehmung«.

Mit anderen Worten: Er konnte sich nicht mehr allein auf seine sensorische Empfindung verlassen, um genau sagen zu können, wie er sich bewegte. Zunächst glaubte er, das sei seine persönliche Eigenheit. Aber als er begann, anderen seine Techniken zu vermitteln, entdeckte er, dass praktisch alle Menschen unter einer unzuverlässigen Einschätzung der Sinneswahrnehmung leiden. Bald darauf stellte Alexander außerdem fest, dass seine Angewohnheit, den Kopf zurückzuziehen und zwischen seine Schultern zu pressen, nicht nur Druck auf seinen Kehlkopf ausübte, sondern auch Verspannungen in anderen Bereichen seines Körpers auslöste. Er beobachtete, dass er außerdem die Brust anhob, seinen Rücken rundete, sein Becken vorschob, seine Beinmuskulatur verkrampfte und sich mit den Füßen gewissermaßen am Boden festkrallte. Seine unnatürliche Kopfhaltung wirkte sich negativ auf seine gesamte Körperhaltung, sein Gleichgewicht und seine Atmung aus.

Ihm dämmerte, dass die Verkrampfung seiner Bein- und Fußmuskulatur Teil derselben Gewohnheit war, die ihn dazu brachte, seine Nackenmuskeln zu verkrampfen. Die Gewohnheit, sich mit den Füßen am Boden festzukrallen, war ihm so in Fleisch und Blut übergegangen, dass er sich darüber gar nicht mehr bewusst war. Zunächst stellte er fest, dass es ihm fast unmöglich war zu rezitieren, wenn er versuchte, diese Gewohnheit abzulegen. Und alle Versuche, die Art und Weise, wie er rezitierte, zu verändern, führten nur zu einer noch stärkeren Muskelverspannung, sodass seine Probleme immer schlimmer wurden. Er fand sich in einer unmöglichen Situation wieder: Er musste wissen, wie sich sein Körper verhielt, konnte sich aber nicht darauf verlassen, dass ihm sein kinästhetischer Sinn die richtige Information übermittelte, weil er aus früherer Erfahrung bereits wusste, dass diese Informationen unzuverlässig waren.

Gedankliche Selbstanweisungen

Alexanders Experimente führten ihn zu der Frage, wie er seine Körperhaltung während des Rezitierens bewusst steuern könnte. Dabei wurde ihm klar, dass er nie darauf geachtet hatte, wie er sich bewegte; er bewegte sich halt so, wie er es gewohnt war, weil es sich »richtig« anfühlte. Also probierte er unterschiedliche Strategien aus: Er experimentierte damit, seinen Kopf gedanklich nach vorne zu lenken, und erkannte, dass er nur an die richtige Richtung denken musste, um die Veränderung herbeizuführen.

Zwar erzielte er damit einen gewissen Erfolg, aber ihm fiel auf, dass er seinen Kopf immer noch bis zu einem gewissen Grad nach hinten zog, und suchte nach allen möglichen Ursachen dafür. Nach einer Weile merkte er, dass er seinem Kopf erfolgreich gedankliche Anweisungen gab, bis zu dem Moment, in dem er zu rezitieren begann. In diesem Augenblick kehrte sein Kopf automatisch in die angestammte Position zurück, die zur Verspannung seines gesamten Körpers führte. Alexander erkannte, dass er sich so auf seinen Rezitationserfolg konzentriert hatte, dass jeder Versuch, »erfolgreich« zu sein, zu einer Verspannung seiner Nackenmuskulatur geführt hatte. Nachdem ihm klar geworden war, wie sehr er dazu neigte, sich so stark auf ein Ziel zu konzentrieren, dass er nicht mehr darauf achtete, wie er es erreichte, widmete er sich als Nächstes der Herausforderung, einen Weg zu finden, um seine Zielfixiertheit zu dämpfen.

Er versuchte, zwischen dem Sprechreiz und dem tatsächlichen Beginn der Rezitation eine kurze Pause einzulegen. Diesen Prozess bezeichnete er als Innehalten. Indem er sich selbst eine kurze Pause einräumte, in der er seine Kopfhaltung gedanklich lenkte, konnte er sich seine eingefleischte Angewohnheit, den Kopf zurückzuziehen, bewusst machen und verändern. Die Prinzipien und Techniken, die er sich ausdachte, die im Wesentlichen in der Bewusstmachung, der Überwindung schädlicher Angewohnheiten und der freien Entscheidung bestehen, bilden die Grundlage dessen, was wir heute als Alexander-Technik bezeichnen. Mit fleißiger Übung konnte er nicht nur sich selbst von seinen negativen Angewohnheiten befreien, die seine Karriere in Gefahr gebracht hatten, sondern sich auch von seinen wiederkehrenden Atemproblemen heilen, mit denen er seit seiner Geburt gekämpft hatte.

»Die Nachricht von dem Schauspieler, der sich selber von seinen Stimm- und Atemproblemen geheilt hatte, verbreitete sich wie ein Lauffeuer.«

Die Verbreitung der guten Nachricht

Als Alexander auf die Bühne zurückkehrte, suchten viele seiner Schauspielerkollegen, die unter ähnlichen Problemen litten, seine Hilfe. Und so begann er, anderen seine Techniken zu vermitteln. Die Nachricht von dem Schauspieler, der sich selbst von seinen Stimm- und Atemproblemen geheilt hatte, verbreitete sich wie ein Lauffeuer, und die Ärzte begannen, einige ihrer Patienten an Alexander zu verweisen, der mit seiner Behandlung einer Reihe unterschiedlicher Leiden großen Erfolg hatte. Er vermittelte seine Technik mithilfe der sanften Lenkung beider Hände und verbalen Anweisungen. Zunächst wurde seine Methode nur zur Behandlung von Menschen mit Stimm- und Atemproblemen eingesetzt, aber schon bald war er als der »Atem-Mann« bekannt. Nach kurzer Zeit sandten ihm die Ärzte alle möglichen Patienten – die, für die sie keine Behandlung fanden –, und Alexander begann, Menschen zu helfen, die die Ärzte für unbehandelbar hielten.

Einer dieser Ärzte war Dr. J. W. Stewart McKay, der das große Potenzial seiner Arbeit erkannte und Alexander dazu überredete, nach London zu gehen und seine Technik einem breiteren Publikum vorzustellen. Im Frühjahr des Jahres 1904 segelte Alexander nach London. Dort traf er Ende desselben Jahres ein und gründete in der Victoria Street eine Praxis, die er später an den Ashley Place im Zentrum der Stadt verlegte. In dieser Praxis arbeitete und behandelte er viele Menschen bis zu seinem Tod im Oktober 1955.

Die Alexander-Technik heute

Heute hat sich die Alexander-Technik in der ganzen Welt verbreitet. Tausende von Lehrern in mehr als 30 Ländern helfen Menschen mit einem breiten Spektrum an gesundheitlichen Problemen. Zwar gilt die Alexander-Technik heute hauptsächlich als eine Methode zur Haltungsverbesserung, mit der sich Rückenbeschwerden und Belastungen reduzieren lassen. Doch für die Verbesserung der Atmung ist sie auch heute noch so wertvoll wie im Jahr 1900, wie Sie feststellen werden, wenn Sie in Kapitel 6 mehr über die Prinzipien dieser Technik erfahren haben. All diejenigen, die diese Techniken zur Verbesserung ihrer Körperhaltung oder zur Entspannung schädlicher Muskelverspannungen angewendet haben, konnten gleichzeitig auch ihre Atmung verbessern und umgekehrt. Es besteht nämlich ein enger Zusammenhang zwischen Körperhaltung, Schmerzen, Stress und Atmung.

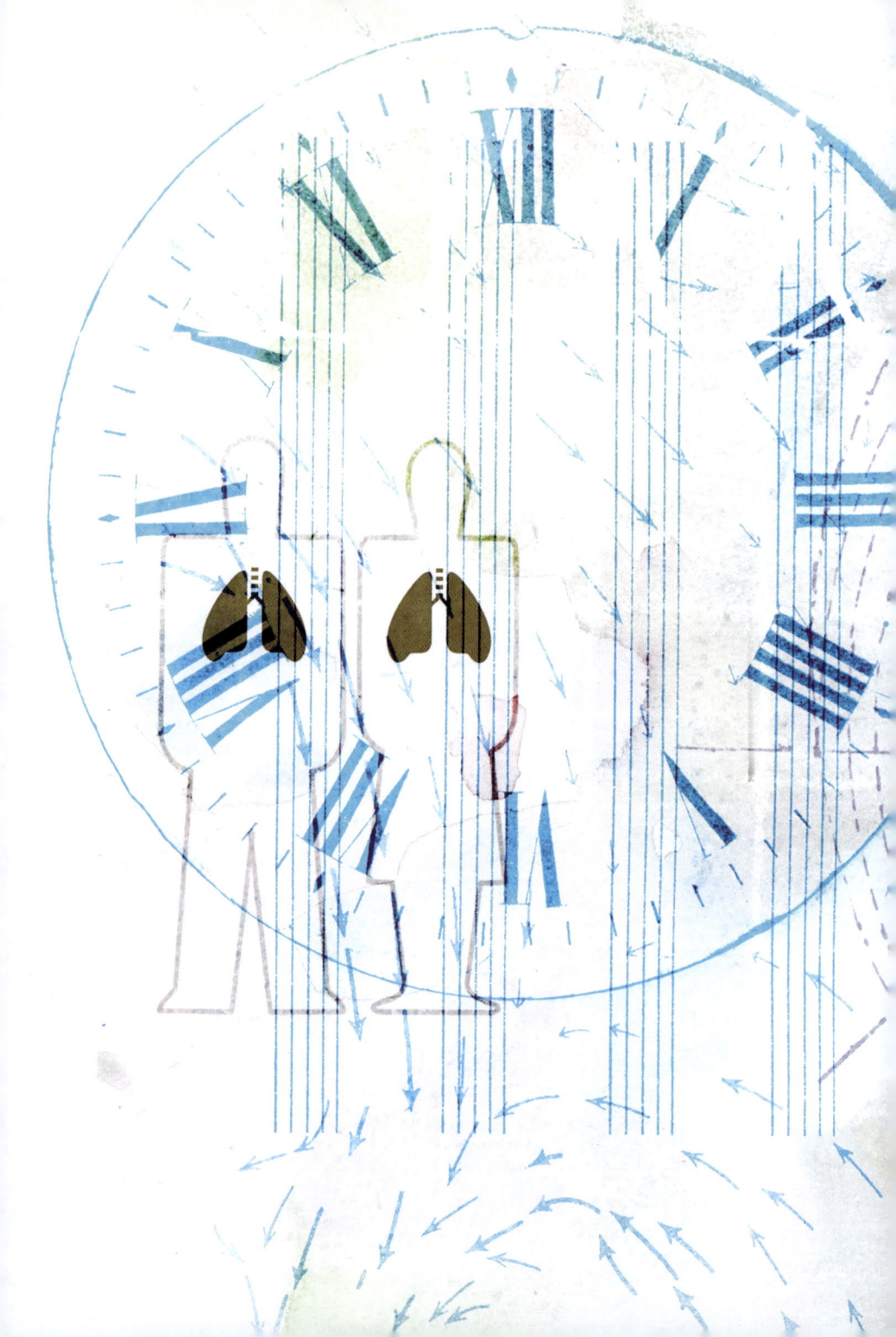

KAPITEL 4

Gewohnheiten und Fehlannahmen

....

*Zwei Dinge sind unendlich: das Universum
und die menschliche Dummheit.
Beim Universum bin ich mir allerdings
nicht ganz sicher.*

Albert Einstein

Atmung und die Belastungen des Lebens

Wir alle werden mit einer natürlichen und mühelosen Atmung geboren. Die meisten Kinder atmen bis zum Alter von fünf Jahren ohne jede Anstrengung: egal ob es sich um die ruhige Atmung eines schlafenden Kindes handelt oder den beschleunigten Atem eines spielenden Kindes, das neue Erfahrungen und Entdeckungen macht. Wenn Sie einem Kind beim Atmen zuhören, werden Sie selten die Anstrengung oder die Angespanntheit feststellen, unter der viele Erwachsene leiden.

In der heutigen Welt müssen wir zahlreiche belastende Stimuli verarbeiten, die uns vom gegenwärtigen Augenblick und einem friedlichen Zustand ablenken. Schlechte Atemmuster können vielfältige Ursachen haben, darunter Krankheiten wie Asthma oder solche, die auf Umweltverschmutzung zurückgehen, sowie Arbeits- oder Schulstress, Muskel- und Skelettprobleme oder emotionale Belastungen.

Mit zunehmendem Alter wirken sich die Belastungen des Lebens erschwerend auf unsere Atmung aus, bis zu dem Punkt, an dem wir unseren natürlichen Atemrhythmus verlieren, der von negativen Atemgewohnheiten verdrängt wird, die wir als Reaktion auf die Herausforderungen des Lebens entwickelt haben. Selbst wenn wir uns dieser Angewohnheiten bewusst werden und versuchen, unsere Atmung zu verbessern, treffen wir oft auf so viele fehlgeleitete Ratschläge für eine gute Atmung, dass wir uns möglicherweise neue Atemgewohnheiten zulegen, die noch schlechter sind als die alten. Erstens müssen wir uns darüber im Klaren sein, dass es nicht das Ziel ist, »korrekt« zu atmen, sondern zulassen, dass das Atmungssystem ungehindert arbeitet und zu seinem natürlichen Atemrhythmus zurückfindet. Alexander sagte: »Wenn Sie aufhören, das Falsche zu tun, geschieht das Richtige von alleine«, und das gilt insbesondere für die Atmung.

»Mit zunehmendem Alter wirken sich die Belastungen
des Lebens auf die Atmung aus.«

Falsch verstandene Atmung

Wie wir in Kapitel 3 gesehen haben, erkannte Alexander, dass er zahlreiche Beobachtungsfehler hinsichtlich der Körperhaltung, der Atmung und des Rezitierens machte, und diese falschen Beobachtungen bezeichnete er als unzuverlässige Einschätzung der Sinneswahrnehmung. Zunächst dachte er, das sei sein persönliches Problem, aber als er begann, anderen bei der Überwindung ihrer Atemprobleme zu helfen, stellte er fest, dass fast alle anderen ebenfalls eine falsche Einschätzung ihrer Sinneswahrnehmung hatten. Nachfolgend eine Liste der häufigsten Fehlannahmen über die Atmung, die wir auf den nächsten Seiten ausführlicher beleuchten werden.

- *Die Lungen sind kleine Organe, die sich in der Mitte des Oberkörpers befinden.*

- *Der Nasenkanal verläuft aufwärts.*

- *Den Atem anzuhalten stärkt die Atemmuskulatur.*

- *Tiefe Atemzüge helfen, die Atmung zu verbessern.*

- *Es ist gesund, die Atemhilfsmuskulatur zu aktivieren.*

- *Die Zwerchfellatmung ist die richtige Atmung.*

- *Die Bauchatmung verbessert die Atmung insgesamt.*

- *Beim Atmen sollte sich der obere Brustbereich nur sehr wenig bis gar nicht bewegen; der größte Teil der Bewegung sollte im Bauchraum stattfinden.*

- *Es ist gut, die Lungen vor dem Einatmen vollständig zu entleeren.*

✖ *Die Lungen sind kleine Organe, die sich in der Mitte des Oberkörpers befinden*

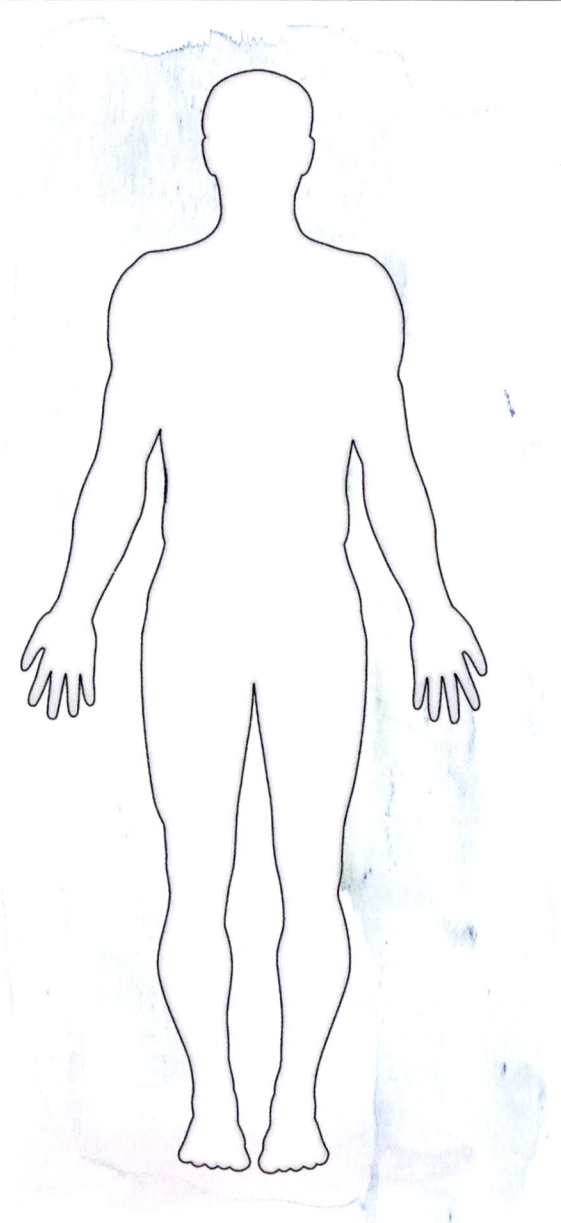

Bevor wir uns die tatsächliche Größe, Form und Position der Lungen ansehen, machen Sie die folgende Übung:

ÜBUNG 6

- Kopieren Sie die Abbildung auf der vorhergehenden Seite oder zeichnen Sie in Anlehnung an dieses Bild die Umrisse eines menschlichen Körpers. Zeichnen Sie dann die Form, Größe und Position der Lungen, wie Sie sich diese vorstellen.

Die Vorstellungen der meisten Menschen über die Größe und Position der Lungen weichen erheblich von der Realität ab. Die Größe der Lungen eines erwachsenen Menschen kann ganz unterschiedlich sein, je nach Geschlecht, Körpergröße und Körperhaltung. Meistens beträgt die Länge der Lungen 25 bis 35 Zentimeter und die maximale Breite rund 10 bis 15 Zentimeter. Die Lungen besitzen eine abgestumpfte ovale Form ähnlich der eines Rugbyballs, nur kleiner und schmaler, und sie wiegen üblicherweise 0,9 bis 1,4 Kilo.

In der Röntgenaufnahme, die auf der folgenden Seite abgebildet ist, können Sie die tatsächliche Größe und Position beider Lungen sehen. Wie sieht das im Vergleich zu Ihrer Zeichnung aus? Die obere Lungenspitze endet oberhalb des Schlüsselbeins, und am unteren Ende erstrecken sich die Lungen bei vollständiger Blähung fast bis zum unteren Rand der Rippen.

ÜBUNG 6
*Tatsächliche Größe und
Position der Lungen*

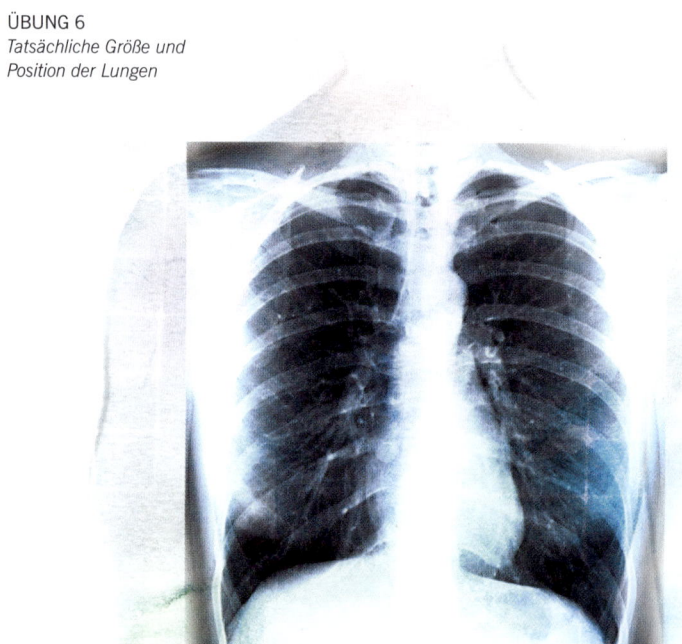

✘ *Der Nasenkanal verläuft aufwärts*

ÜBUNG 7

- Kopieren Sie die Abbildung auf der nächsten Seite und zeichnen Sie Pfeile, um die Richtung anzuzeigen, in der die Luft Ihrer Meinung nach durch den Nasenkanal und die Luftröhre fließt.

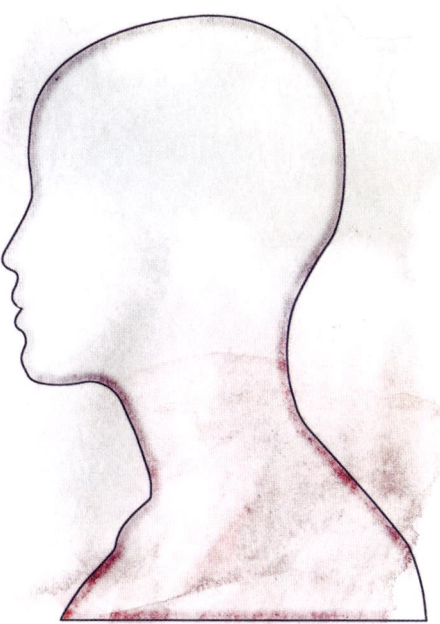

Tatsächlich fließt die Luft nicht aufwärts durch den Nasenkanal, wie oft vermutet wird, sondern in horizontaler Richtung. Machen Sie nun die folgende Übung:

ÜBUNG 8

1. Atmen Sie bewusst ein und stellen Sie sich dabei vor, dass die Luft aufwärts durch den Nasenkanal fließt. Merken Sie, wie viel Spannung und Anstrengung mit diesem einfachen Vorgang verbunden ist?
2. Atmen Sie nun ein, während Sie sich vorstellen, dass die Luft horizontal durch Ihre Nase fließt. Können Sie spüren, wie viel leichter Ihnen die Atmung fällt? Wenn Sie auf diese Weise einatmen, entsteht keinerlei Anspannung.

Auf der Abbildung auf der folgenden Seite können Sie erkennen, dass der größte Teil des Nasenkanals horizontal verläuft.

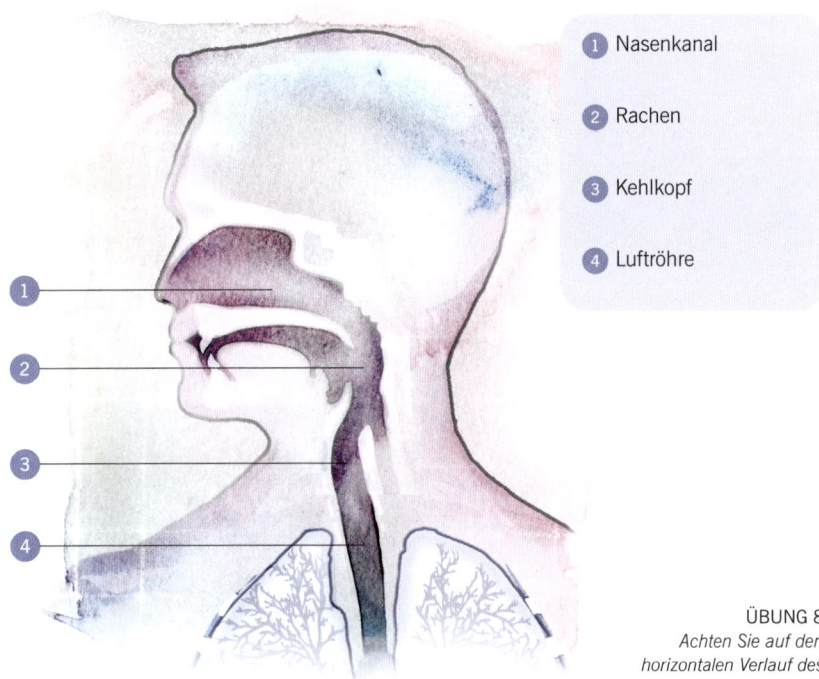

1 Nasenkanal

2 Rachen

3 Kehlkopf

4 Luftröhre

ÜBUNG 8
*Achten Sie auf den
horizontalen Verlauf des
Nasenkanals*

✘ *Den Atem anzuhalten stärkt die Atemmuskulatur*

Die verbreitete Praxis, den Atem anzuhalten, hat ihre Wurzeln in der alten Yogatradition, in der das Atemanhalten ein Schritt zur Disziplinierung des Körpers darstellte. Heute machen viele Menschen, von Schwimmern bis zu Sängern, Übungen, die ein Anhalten des Atems beinhalten, in der Fehlannahme, das verbessere ihre Atmung oder stärke ihre Atemmuskulatur. Tatsächlich schwächt das Anhalten des Atems das Atmungssystem. Von Zeit zu Zeit halten wir alle den Atem an, weil das eine natürliche Stressreaktion ist. Beobachten Sie nur einen nervösen Sprecher, der sich kurz vor Beginn seines Auftritts oder Vortrags verkrampft. Wir halten den Atem an, wenn wir ein unangenehmes Ereignis vorwegnehmen oder etwas Unerwartetes geschieht. Das nächste Mal, wenn Sie einen spannenden oder brutalen Film sehen, achten Sie darauf, was mit Ihrem Atem passiert. Wenn wir oft den Atem anhalten, besteht die Gefahr, dass daraus eine Gewohnheit wird, sodass wir das ständig und ohne Grund tun.

ÜBUNG 9

1. Heben Sie einen Küchenstuhl hoch und setzen Sie ihn wieder ab, oder recken Sie sich so hoch Sie können und beobachten Sie dabei Ihre Atmung.
2. Fragen Sie sich: Halte ich zu irgendeinem Zeitpunkt dieses Bewegungsablaufs den Atem an?

Wenn Sie diese Frage bejahen, versuchen Sie, die Übung zu wiederholen und dieses Mal während der gesamten Körperaktivität regelmäßig weiterzuatmen.

Wenn wir den Atem anhalten, bildet sich Kohlendioxid, ein Giftstoff und anerkannter Stressfaktor für das Nervensystem. Zudem unterbricht das Anhalten des Atems den natürlichen Atemkreislauf, überdehnt die Muskeln des Atmungssystems und behindert die freie Bewegung der Lungen, der Rippen und des Zwerchfells. Wenn Sie jemanden beobachten, der den Atem anhält, werden Sie erkennen, dass die betreffende Person unter Stress steht.

ÜBUNG 10

- Machen Sie einen Spaziergang und achten Sie darauf, dass Sie so frei wie möglich atmen.
- Nach ein oder zwei Minuten halten Sie Ihren Atem während einiger Schritte an.

Achten Sie darauf, ob Sie einen Unterschied in Ihrer Fortbewegung erkennen können. Verändert sich zum Beispiel die Schrittlänge? Sind Ihre Schritte schwerer? Schwingen Ihre Arme genauso frei wie vorher?

✗ Tiefe Atemzüge helfen, die Atmung zu verbessern

Wenn Sie ganz bewusst tief Luft holen, ziehen Sie wahrscheinlich den Kopf zurück und machen einen Rundrücken, was dazu führt, dass sich die Muskeln rund um den Brustkasten und den Brustkorb anspannen. Das hat keine positiven Effekte, sondern behindert die natürliche Bewegung der Rippen, der Lungen und des Zwerchfells. Eine exzessive Muskelanspannung ist ausnahmslos der Feind einer freien, natürlichen und koordinierten Atmung. Und alles, was Sie tun, um Ihre Atmung zu verbessern, macht die Dinge wahrscheinlich eher noch schlimmer. Wenn Sie die folgende Übung machen, sollten Sie erkennen, dass eine exzessive Muskelanspannung nicht gut für eine freie mühelose Atmung ist.

ÜBUNG 11

- Konzentrieren Sie Ihre Aufmerksamkeit auf den Bereich rund um den Brustkorb, und zwar auf den vorderen und den hinteren Teil, und machen Sie dann vier oder fünf tiefe Atemzüge.

Was fällt Ihnen auf? Merken Sie dabei irgendeine Anspannung?

Wenngleich Sie möglicherweise eine erhöhte Bewegung der Brust und der Rippen verspüren, ist diese Bewegung weder frei noch mühelos. Jeder, der seine Atmung trainiert, indem er regelmäßig tiefe Atemzüge macht, programmiert sich auf Atemwegsprobleme, weil sich die beteiligten Muskeln immer mehr verspannen, und das behindert eine freie Atmung.

✗ Es ist gesund, die Atemhilfsmuskulatur zu aktivieren

Wenn das Atmungssystem arbeitet, wie es die Natur vorgesehen hat, wird sich die Atmung mühelos anfühlen. Die Lungen sollten sich ohne jede bewusste Anstrengung füllen und wieder entleeren. Menschen, die beim Atmen jedoch unbewusst eine große Muskelspannung einsetzen, verlieren diese natürliche Bewegung und haben irgendwann das Gefühl, sie müssten eine bewusste Anstrengung unternehmen, um ihre Lungen mit Sauerstoff zu füllen. Wenn das geschieht, überbeanspruchen sie die Atemhilfsmuskeln, weil es ihnen das Gefühl gibt, tiefer zu atmen.

Zur den exspiratorischen Atemhilfsmuskeln, die an der Ausatmung beteiligt sind, gehört die äußere Bauchmuskulatur. Die inspiratorische Atemhilfsmuskulatur, die an der Einatmung beteiligt ist, sitzt hauptsächlich in der Brust, im Nacken und in den Schultern. Dazu gehören unter anderem folgende Muskeln:

- *Musculi scaleni, wobei der Musculus scalenus anterior (vorderer Treppenmuskel) die erste Rippe anhebt;*

- *Musculi sternocleidomastoidei (zwei), auch als Kopfwender oder Kopfnicker bezeichnet, die das Brustbein anheben;*

- *Musculus serratus anterior oder vorderer Sägemuskel, der den Brustkorb anhebt;*

- *Nasenflügelmuskeln, die die Nasenflügel blähen.*

Die schädlichen Effekte einer Überbeanspruchung der Atemhilfsmuskulatur ähneln den Effekten einer angestrengten, tiefen Atmung. Zwar können wir diese Muskeln überbeanspruchen, um tief Luft zu holen und die Luft wieder auszustoßen, aber das fördert am Ende nur eine flache Atmung, weil wir bei dieser Bewegung dazu neigen, die Brust anzuheben, wenn sich das Zwerchfell absenkt und leicht zusammensackt, wenn es sich nach oben wölbt. Das wird als paradoxe Atmung bezeichnet, da es genau das Gegenteil von dem ist, was bei einer natürlichen Atmung geschehen sollte. Und das beeinträchtigt unser Wohlbefinden.

Wie wir in Kapitel 2 gesehen haben, senkt sich das Zwerchfell beim Einatmen und erzeugt in den Lungen ein Vakuum, sodass sich die Lungen mit Sauerstoff füllen. Wenn wir ausatmen, wölbt sich das Zwerchfell nach oben und drückt die Luft aus den Lungen. Übung 12 (nächste Seite) wird Ihnen bei der Bestimmung helfen, ob Sie paradox atmen.

ÜBUNG 12

1. Lassen Sie sich beim Ausatmen zusammensacken.
2. Heben Sie die Brust beim Einatmen an.

Ist das Ihre normale Art zu atmen? Wenn ja, dann haben Sie wahrscheinlich eine paradoxe Atmung. Können Sie spüren, dass das Ihre Atmung behindert, anstatt sie zu verbessern?

ÜBUNG 13

1. Versuchen Sie nun das Gegenteil. Atmen Sie aus und stellen Sie sich dabei vor, dass sich das Zwerchfell in Ihrem Brustkorb nach oben wölbt. Anders ausgedrückt: Ihr Körper streckt sich beim Ausatmen in die Länge.
2. Atmen Sie ein und stellen Sie sich dabei vor, wie sich das Zwerchfell im Brustkorb absenkt und flach wird.

Können Sie irgendeinen Unterschied zwischen Übung 12 und Übung 13 feststellen? Ich empfehle Ihnen, dass Sie Übung 13 so oft wie möglich praktizieren, da dies ein wichtiger Schritt zur Verbesserung Ihrer Atmung sein kann.

✗ Die Zwerchfellatmung ist die richtige Atmung

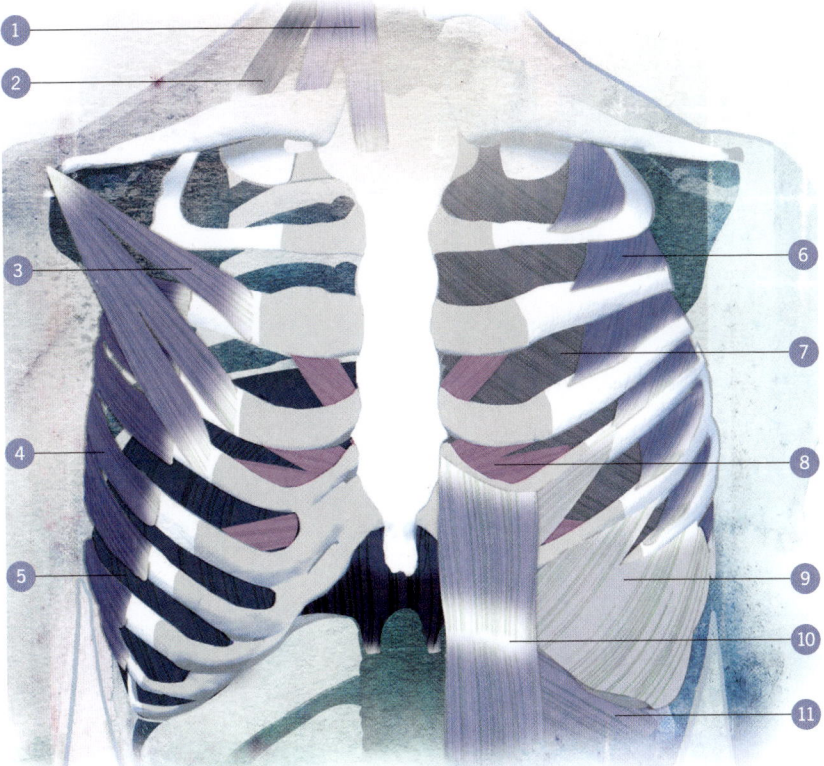

1. Musculus sternocleidomastoideus (Kopfwender)

2. Skalenusmuskeln

3. Pectoralis minor (kleiner Brustmuskel)

4. Musculus serratus anterior (vorderer Sägemuskel)

5. Zwerchfell

6. Äußerer Zwischenrippenmuskel

7. Innerer Zwischenrippenmuskel

8. Musculus transversus thoracis (querer Brustmuskel)

9. Musculus obliquus externus abdominis (äußerer schräger Bauchmuskel)

10. Musculus rectus abdominis (gerader Bauchmuskel)

11. Musculus obliquus internus abdominis (innerer schräger Bauchmuskel)

Ein weiterer verbreiteter Mythos ist, dass die Zwerchfellatmung unsere Atmung verbessert. Das Hauptproblem bei dieser Methode besteht darin, dass sie dazu tendiert, ein oder zwei Muskeln zulasten der vielen anderen zu isolieren.

Zwar ist das Zwerchfell der wichtigste Atemmuskel, aber er agiert nicht alleine. Die Atmung ist am effizientesten, wenn alle Elemente des Atemwegsystems koordiniert zusammenarbeiten. An der Atmung sind nicht nur das Zwerchfell oder nur die Lungen oder nur der Bauch beteiligt, sondern alle Muskeln und Komponenten des Atmungssystems innerhalb und außerhalb des Rumpfes. Auch Muskeln innerhalb des Brustkorbs und unter dem Brustbein – die queren Bauchmuskeln – sind involviert. Im Zusammenhang mit der Atmung sollte man stets ganzheitlich denken und nicht in separaten Teilen, weil eine gute Atmung eine Koordination unseres gesamten Körpers voraussetzt. Beobachten Sie nur ein schlafendes Baby, und Sie werden sehen, dass sich sein gesamter Körper bei der Atmung bewegt.

»Eine gute Atmung beinhaltet die Koordination unseres gesamten Körpers.«

✘ Die Bauchatmung verbessert die Atmung insgesamt

Viele Menschen glauben irrtümlicherweise, dass die Atmung hauptsächlich im Bauch stattfindet. Zwar bewegt sich der Unterbauch beim Atmen, aber Sie sollten dabei bedenken, dass sich im Bauch weder Lungen noch Zwerchfell befinden. Viele Menschen, einschließlich medizinischer Experten, Stimmlehrer, Yogalehrer und Fitnesstrainer, ermutigen uns zur Bauchatmung durch Überdehnung unserer Bauchmuskeln. Die Menschen werden aufgefordert, die Bauchatmung zu üben, indem sie sich ein Buch auf den Bauch legen und es beim Atmen auf und ab bewegen sollen. Die Fehlannahme lautet, dass das »Atmen aus dem Bauch« hilft, voller und tiefer zu atmen. Das ist ein sehr gutes Beispiel für den Ersatz einer schädlichen Angewohnheit durch eine andere, die noch schlechter ist. Den Bauch vorzuwölben und einzuziehen führt zu einer größeren Bewegung beim Atmen, aber das geschieht zulasten einer Überbeanspruchung vieler anderer Muskeln im Körper. Die Gewohnheit, die Bauchmuskulatur überzubeanspruchen, um »richtig« zu atmen, übt Druck auf die inneren Organe aus und kann eine Überdehnung oder den Kollaps des Muskel-Skelett-Systems hervorrufen. Die daraus resultierenden Haltungsschäden können ihrerseits eine ganze Bandbreite an gesundheitlichen Problemen verursachen.

ÜBUNG 14

- Legen Sie sich auf den Boden und versuchen Sie, eine Minute lang Ihren Bauch einzuziehen und ihn bei jedem Ausatmen vorzuwölben.

Können Sie die Anstrengung und Anspannung spüren, die sich durch Ihren gesamten Körper erstreckt?

✘ Beim Atmen sollte sich der obere Brustbereich nur sehr wenig bis gar nicht bewegen; der größte Teil der Bewegung sollte im Bauchraum stattfinden

Atmung ist Leben, und Leben heißt Bewegung. Alle unsere Knochen und Muskeln müssen frei beweglich sein, um auf die Atembewegung reagieren zu können. Einige Bereiche des Körpers stillzuhalten, während sich andere bewegen, ist eine weitere Methode, um die natürliche Atmung zu behindern. Unbeweglichkeit reduziert die Lungenkapazität und die Fähigkeit des Körpers, Luft aufzunehmen und wieder abzugeben. Zudem kann sie eine Muskelverkrampfung nach sich ziehen, die mitunter zu Haltungsproblemen und Schmerzen führt.

Anstatt darauf zu achten, wo oder wie Sie atmen sollten, müssen Sie lediglich zulassen, dass die Atemluft ungehindert ein- und austritt. Die Bewusstseinsübungen in Kapitel 7 werden Ihnen dabei helfen. Einstweilen verabschieden Sie sich einfach von allen Vorstellungen darüber, wie Sie atmen sollten, wohin die Luft strömen sollte oder welche Bereiche des Körpers sich bewegen sollten – und in welchem Maße. Ihr Körper und Ihr Unterbewusstsein wissen von Natur aus genau, welches zu jedem Zeitpunkt die richtige Atmung ist. Stellen Sie sich Ihren Oberkörper als dreidimensionales Atemgefäß vor, das sich im Rücken- und im Brustbereich genau gleich bewegt. (Auf der hinteren Seite unserer Rippen befindet sich übrigens mehr Lungengewebe als auf der Vorderseite.) Unsere Lungen befinden sich auf der Rückseite des Rumpfes und erstrecken sich bis zum Schulterbereich. Bei der Atmung sollte sich der gesamte Brustkorb bewegen. Die Ausdehnung der Rippen und des Zwerchfells bewirkt, dass sich der Innenraum des Brustkorbs vergrößert und auf diese Weise die Einatmung auslöst. Es ist daher völlig sinnvoll, vor allem in dem Bereich Bewegung zuzulassen, in dem sich die Lungenflügel ausdehnen und zusammenziehen.

Denken Sie an Alexanders Erkenntnis, nämlich dass er zur Überwindung seiner falschen Atemgewohnheiten aufhören musste, all die unnötigen Anstrengungen zu unternehmen, die er beim Rezitieren machte. Um zu verhindern, dass er beim Rezitieren in seine alten Gewohnheiten zurückfiel, achtete er auf seinen gesamten Körper und nicht nur auf bestimmte Bereiche. Er musste eine neue Balance für seine Kopfhaltung finden, damit sich seine Nacken-, Brust- und Schultermuskeln entspannen konnten. Diese neue Balance spürte er sogar in seinen Beinen und Füßen. Sobald sein Körper als koordinierte Einheit arbeitete, verschwanden seine Probleme.

✘ Es ist gut, die Lungen vor dem Einatmen vollständig zu entleeren

In Wahrheit wollen und können Sie Ihre Lungen nie vollständig entleeren. In den Lungen muss immer eine Restluft verbleiben, damit sie nicht kollabieren. Zu diesem Zweck muss der atmosphärische Mindestdruck in Ihren Lungen konstant bleiben. Neben dem konstanten Volumen wird der Atem zudem von einer Art ständigen Gezeitenströmung bestimmt. Der Versuch, die Lungen vollständig zu entleeren, ist auch deswegen schädlich, weil damit im Körper eine Zugbewegung nach unten ausgelöst wird, die Kopf, Nacken und Rücken strapaziert. Zur Verbesserung unserer Atmung müssen wir nur auf ganz natürliche Weise bis zu Ende ausatmen, ohne zu pressen oder irgendeine sonstige Anstrengung zu unternehmen. Auf keinen Fall dürfen wir mit Gewalt das letzte bisschen Luft aus unseren Lungen pressen, und wir wollen auf keinen Fall unseren natürlichen Atemrhythmus beeinträchtigen, indem wir verhindern, dass neue Luft in den Körper fließt.

Der erste Schritt zur Verbesserung der natürlichen Atmung besteht darin, alles zu vergessen, was Sie bisher über Atmung gelernt haben, und zu akzeptieren, dass eine gute Atmung wesentlich einfacher ist, als Sie dachten.

»Vergessen Sie alles,
was Sie bisher über Atmung gelernt haben.«

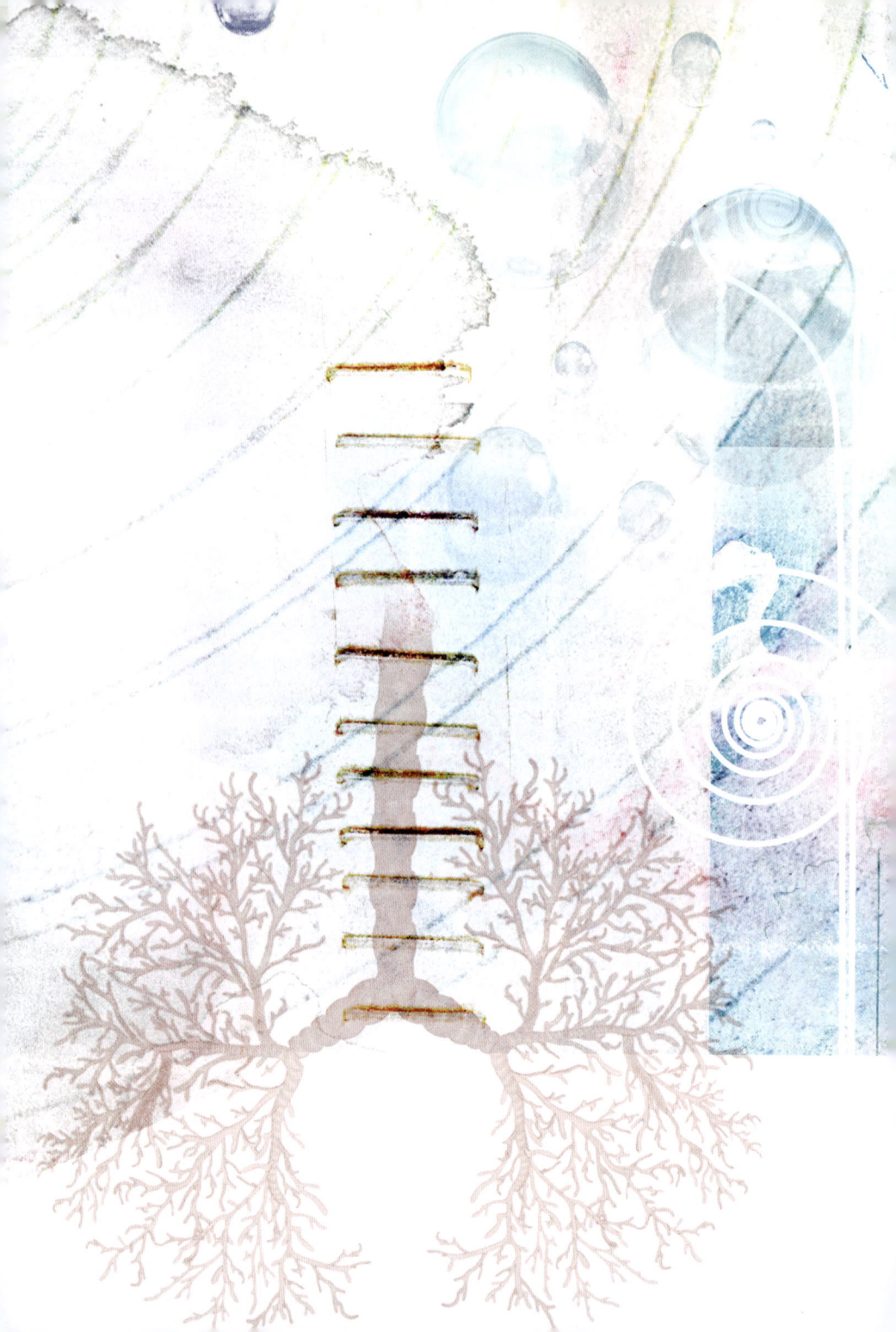

KAPITEL 5

Atemprobleme

. . . .

Hören Sie einfach auf,
das Falsche zu tun,
und das Richtige geschieht
von alleine.

F. Matthias Alexander

Wie sich unser hektisches Zeitalter auf die Atmung auswirkt

Atemprobleme sind weltweit eine der zentralen Krankheitsursachen; allein 235 Millionen Menschen leiden an Asthma, mit steigender Tendenz. Die Ursachen von Lungen- und Atemwegserkrankungen lassen sich oft auf eine Kombination mehrerer Faktoren zurückführen, zum Beispiel Feinstaub, allgemeine Luftverschmutzung und Tierhaarallergien. Oftmals kann eine Verbesserung der Atmung unabhängig von den Ursachen der Beschwerden eine gewisse Linderung herbeiführen. Selbst wenn Sie nicht an einer Atemwegserkrankung leiden, haben Sie aufgrund einer schlechten Körperhaltung womöglich eine ineffiziente Atemgewohnheit, und das könnte in der Zukunft durchaus Atemwegsprobleme nach sich ziehen.

Nur sehr wenige Menschen atmen heute noch auf natürliche Weise. Der Druck, der ein Leben in einem »dynamischen Zeitalter« mit sich bringt, verursacht schlechte Atemgewohnheiten. Wenn wir unter Zeitdruck stehen, beschleunigt sich fast immer die Atmung, und sie wird flacher, als für uns gut ist. Tatsächlich wirken sich alle unsere Gedanken, unsere Empfindungen und unsere Handlungen auf die Atmung aus. Wenn wir Angst haben, beschleunigen sich Atmung und Herzfrequenz. Die Mehrheit von uns ist tagtäglich einer größeren Reizüberflutung ausgesetzt als unsere Großeltern. Auch das wirkt sich auf die Atmung aus. Die Reize der modernen Welt kommen zum Beispiel in Form von Smartphones, iPads, Fernsehern, E-Mails, Verkehrsstaus und unsinnigen Fristen daher.

Unsere Körperhaltung trägt ebenfalls maßgeblich zu unserer Atmung bei. Wie wir stehen, sitzen und gehen, kann zu einer erhöhten Muskelanspannung führen, und wenn wir uns angewöhnen, über längere Zeiträume unsere Muskeln anzuspannen, laufen wir Gefahr, negative Atemgewohnheiten anzunehmen, die die natürlichen Atemreflexe behindern.

Eine schlechte, vorrangig sitzende Haltung kann den Körper derartig deformieren, dass sich die Brusthöhle verengt und verkürzt, sodass weniger Raum bleibt, in dem sich die Rippen und Lungen bewegen können. Dieser fehlende Raum zwingt uns zu kleineren,

> *»Wenn wir unter Zeitdruck stehen, atmen wir fast immer schneller und flacher, als gut für uns ist.«*

schnelleren und flacheren Atemzügen, da wir uns anstrengen müssen, um die Luft in der benötigten Menge einzuatmen. Mit der Zeit wird uns diese Art der Atmung zur Gewohnheit und beginnt, sich ganz normal anzufühlen. Die Körperhaltung ist ein ganz wichtiges Thema, über das wir in Kapitel 10 ausführlicher sprechen werden.

Heute haben viele Menschen schädliche Atemgewohnheiten. Dennoch sind sich nur wenige der Tatsache bewusst, dass etwas mit ihrer Atmung nicht stimmt. Indem wir unsere Atmung hier und jetzt verändern, können wir uns in Zukunft viele Probleme ersparen.

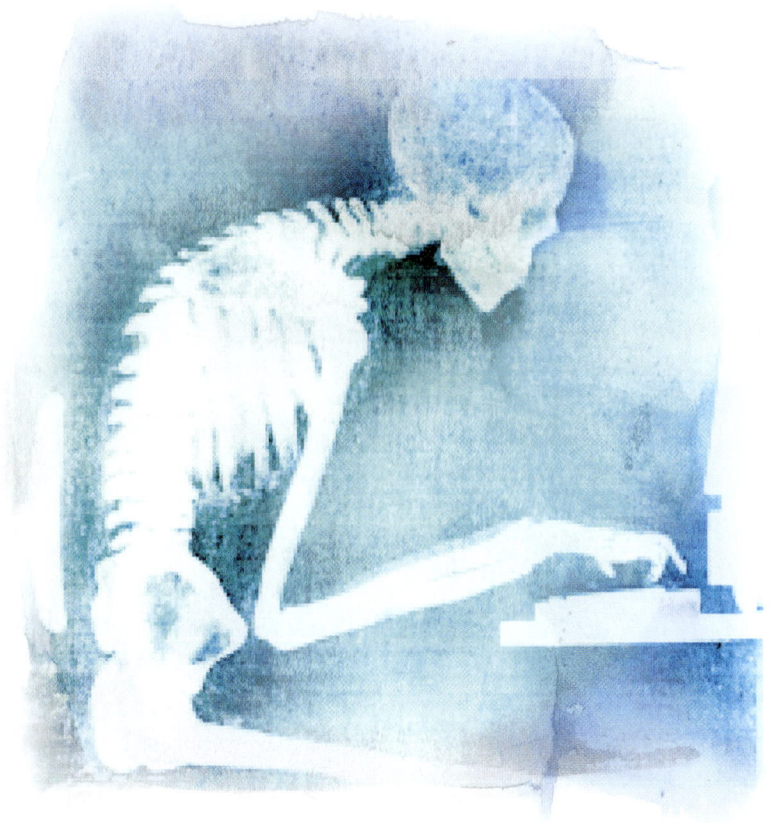

Atemwegserkrankungen

Es gibt viele verschiedene Lungenerkrankungen, die oft ähnliche Symptome aufweisen. Die Schwere und die Dauer dieser Symptome können je nach Krankheit jedoch erheblich variieren. Die Krankheiten können akut (kurzlebig und relativ schwer) oder chronisch (über mehrere Jahre oder lebenslang) sein. Chronische Lungenkrankheiten wie Asthma, Emphysem oder Bronchitis können unterschiedlich ausgeprägt sein, aber sich in kurzer Zeit verschlimmern, wenn eine Lungenentzündung hinzukommt. Die Symptome von Lungenkrankheiten können bei jedem Menschen anders sein; einige verspüren nur leichte Symptome, andere überhaupt keine. Wenn es keine äußerlich bemerkbaren Anzeichen gibt, kann die Krankheit durch eine Untersuchung, eine Röntgenaufnahme der Brust oder einen Lungenfunktionstest erfolgen. Zu den frühen Symptomen einer schlechten Atmung gehören folgende:

- *sehr viele Atemzüge pro Minute,*

- *bläuliche Verfärbungen rund um den Mund und die Fingernägel,*

- *rasselnde oder pfeifende Atemgeräusche beim Ein- oder Ausatmen,*

- *Einsinken des oberen Brustbereichs bei jedem Atemzug,*

- *Kurzatmigkeit,*

- *Husten,*

- *starkes Schwitzen,*

- *pfeifender Atem,*

- *mangelnde Bewegung der Rippen beziehungsweise des Brustbeins.*

Ein Arzt könnte Atemwegserkrankungen als *obstruktive Lungenerkrankung oder restriktive Lungenerkrankung* bezeichnen.

Obstruktive Lungenerkrankungen

Zu den obstruktiven Lungenerkrankungen gehören Beschwerden, die das Ausatmen der angemessenen Menge Luft erschweren. Sie sind von einem chronisch mangelhaften Luftstrom gekennzeichnet, der von einer »Obstruktion« verursacht wird, die sich mit der Zeit typischerweise verschlimmert. Solch eine Obstruktion verhindert eine freie, mühelose Atmung. Diese Kategorie an Lungenerkrankungen wird als chronische obstruktive Lungenerkrankung bezeichnet, für die auch die englischen Kürzel COPD (Chronic Obstructive Pulmonary Disease), COLD (Chronic Obstructive Lung Disease) und COAD (Chronic Obstructive airway disease) verwendet werden.

Menschen, die an einer obstruktiven Lungenerkrankung leiden, sind aufgrund ihrer Unfähigkeit, genügend Luft auszuatmen, chronisch kurzatmig. Die Behinderung des Luftstroms wird von Schäden an den Lungen oder einer Verengung der Luftwege in den Lungen verursacht, die dazu führt, dass die ausgeatmete Luft langsamer aus den Lungen tritt, als sie sollte. Am Ende einer vollständigen Ausatmung verbleibt dadurch mehr Luft in den Lungen als normal, sodass die betreffende Person weniger neue Luft einatmen kann. Obstruktive Lungenerkrankungen erschweren die Atmung, vor allem bei körperlicher Anstrengung. Das liegt daran, dass der Patient nicht genug Zeit hat, vor dem nächsten Atemzug genügend Luft auszuatmen. Eine obstruktive Lungenerkrankung ist die dritthäufigste Todesursache in den USA und in Europa. Sie wird nur von Krebs und Herz-Kreislauf-Erkrankungen übertroffen. Diese Krankheiten können zwar behandelt, aber nie geheilt werden.

Die häufigsten Beispiele für obstruktive Lungenerkrankungen sind die folgenden:

○ *Asthma,*

○ *Lungenemphysem,*

○ *chronische Bronchitis,*

○ *Bronchiektasie,*

○ *zystische Fibrose.*

○ *Asthma*

Asthma ist eine entzündliche Krankheit, die sich durch Kurzatmigkeit, ein Engegefühl in der Brust, pfeifenden oder rasselnden Atem oder Husten auszeichnet. Der Husten tritt oft nachts oder in den frühen Morgenstunden auf. Asthma zählt zu den obstruktiven Lungenerkrankungen, weil es von einer Verengung der Atemwege verursacht wird. Während eines Asthmaanfalls nimmt diese Verengung weiter zu. Zwar gilt Asthma als eine chronische, um nicht zu sagen unheilbare Krankheit, die Symptome lassen sich jedoch kontrollieren und Asthmaanfälle oft sogar verhindern.

Unterschiedliche Umweltbedingungen können bei unterschiedlichen Menschen Asthmaanfälle auslösen. Viele Asthmapatienten verspüren die Symptome nach einer Erkältung oder einer Viruserkrankung, die Schwellungen in den Atemwegen verursacht. Die häufigsten der bekannten Asthmaauslöser sind Reizstoffe wie Milben, Staub, Pollen, Haustiere, Schimmel, Rauch, chemische Reinigungsmittel und Farbe. Auch bestimmte Nahrungsmittel wie Schalentiere, verarbeitete Lebensmittel und Wein können diese Symptome auslösen, so wie auch kalte und verschmutzte Luft. Asthma kann Menschen aller Altersstufen betreffen, zumeist macht es sich aber schon in der Kindheit bemerkbar. In den USA sind mehr als 25 Millionen Asthmapatienten registriert, sieben Millionen davon Kinder. Jedes Jahr sind in den USA zwei Millionen Notaufnahmen im Krankenhaus auf Asthmaanfälle zurückzuführen. In Großbritannien sieht es ähnlich aus: Unglaubliche 1,1 Millionen Kinder und 4,3 Millionen Erwachsene befinden sich aktuell in Behandlung wegen Asthma.

Asthma weist eine ganze Bandbreite an Symptomen und Effekten auf. Bei Kindern sind Infektionen der Hauptauslöser einer Asthma-Attacke, beispielsweise eine ganz normale Erkältung. Viele Patienten entwickeln Asthma-Symptome, wenn sie intensiv Sport treiben, zum Beispiel, wenn sie laufen oder einen Extremsport betreiben, vor allem in kalter Luft. Asthmasymptome treten auf, wenn sich die Muskeln, die die Atemwege umgeben, verkrampfen. Einige Menschen bekommen nach dem Kontakt mit Allergenen wie Gräsern oder Tieren eine pfeifende Atmung. Auch emotionaler oder mentaler Stress kann ein Auslöser sein.

Ärzte können eine lange Liste an Medikamenten verschreiben, von Notfallinhalatoren bis zu Steroiden, diese lindern jedoch lediglich die Symptome, bieten aber keine Heilung. Gelegentlich sind die Asthmasymptome nur schwach ausgeprägt und gehen nach einer minimalen medikamentösen Behandlung von alleine wieder weg. Im Allgemeinen ist die Entzündung jedoch ständig latent vorhanden und macht den Asthmapatienten anfällig für weitere Auslöser.

Angst ist eine weitverbreitete Reaktion auf einen Asthmaanfall. Viele Menschen, die über ihre Beschwerden berichten, erzählen, wie sehr ihnen die akute Situation Angst macht, und einige haben sogar das Gefühl, sie würden sterben. Die Angst selbst kann den Anfall noch verstärken und eine Muskelverspannung auslösen, die eine weitere Verkrampfung der Atemwege nach sich zieht. Mit der richtigen Medikation und den richtigen Bedingungen lassen sich diese Ängste jedoch unter Kontrolle bringen. Heutzutage lassen sich die meisten Asthmaanfälle behandeln. Zwar ist es wichtig, Kontakt mit den Auslösern zu vermeiden, aber ebenso wichtig ist eine gute Atmung, damit die Lungenfunktion verbessert wird, und zwar sowohl tagsüber als auch nachts. Wenn das Asthma erst einmal unter Kontrolle ist, lässt sich die Medikamentengabe beträchtlich senken. In den letzten 25 Jahren habe ich zahlreichen Asthmapatienten die Alexander-Technik vermittelt. Ausnahmslos alle konnten die Häufigkeit, mit der sie zu ihrem Ventolin-Inhalator greifen mussten, erheblich verringern, und zwar allein indem sie lernten, ihre Atmung zu verbessern. Eine Atemtechnik, von der Asthma-Patienten besonders profitieren, ist Übung 23, »Das geflüsterte ›Ah‹«.

○ Lungenemphysem

Ein Emphysem entsteht, wenn die Lungenbläschen in den Lungen beschädigt werden. Dann büßen diese ihre Elastizität ein, was verhindert, dass Luft in die Lungen strömen kann. Eine genetische Prädisposition, Atemwegserkrankungen in der Kindheit, Rauchen und der regelmäßige Kontakt mit bestimmten Reizstoffen (zum Beispiel am Arbeitsplatz)

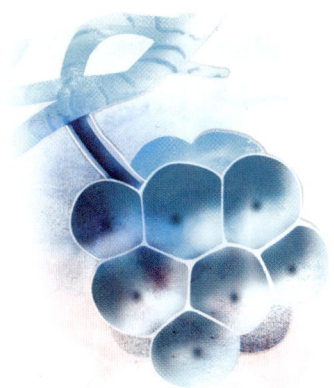
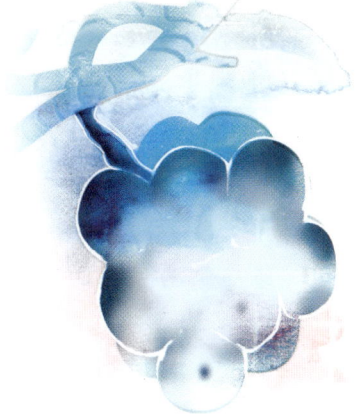

sind alles Faktoren, die das Risiko eines Emphysems erhöhen können. Historisch betrachtet weisen Männer eine höhere Wahrscheinlichkeit auf, ein Emphysem zu entwickeln, aber in letzter Zeit ist auch die Zahl der Frauen mit einem Lungenemphysem deutlich gestiegen.

○ Chronische Bronchitis

Bronchitis ist eine Entzündung der Schleimhäute in den Bronchien, meistens einhergehend mit einer Entzündung der oberen Luftwege, die die Luft in die Lungen transportieren. Sie verursacht Husten, Kurzatmigkeit, einen pfeifenden oder rasselnden Atem und ein Engegefühl in der Brust. Es gibt zwei Haupttypen der Bronchitis: die akute und die chronische Bronchitis.

Bei der chronischen Bronchitis erzeugen die entzündeten Bronchien eine große Menge Schleim. Das löst Husten aus und erschwert das Ein- und Austreten der Luft in die beziehungsweise aus den Lungen. Das Einatmen von Zigarettenrauch, entweder durch aktives oder passives Rauchen, ist die häufigste Ursache für eine chronische Bronchitis. Das Einatmen anderer Rauchquellen oder Staub über längere Zeiträume kann ebenfalls zu einer chronischen Bronchitis führen. Eine Behandlung kann zwar die Symptome lindern, aber die chronische Bronchitis ist eine langfristige Erkrankung, die immer wieder zurückkehrt und selten ganz verschwindet.

○ Bronchiektasie

Die Bronchiektasie ist eine weitere Krankheit, die die Luftwege beschädigt, sodass sie den angesammelten Schleim nicht mehr loswerden.

Der Schleim hilft bei der Beseitigung von eingeatmetem Staub, Bakterien und anderen feinen Partikeln aus den Luftwegen. Bei der Bronchiektasie verlieren die Luftwege jedoch allmählich ihre Fähigkeit zur Selbstreinigung, sodass der Schleim dort hängen bleibt und das Wachstum der Bakterien begünstigt. Das führt zu wiederholten ernsthaften Lungeninfektionen, wobei jede dieser Infektionen die Luftwege weiter beschädigt. Mit der Zeit fällt den Patienten das Atmen immer schwerer.

○ *Zystische Fibrose*

Die zystische Fibrose ist eine erbliche Krankheit der Schleimdrüsen. Schleim ist eine Substanz, die von den Zellen der Lungen- und Nasenschleimhäute produziert wird. Normalerweise ist der Schleim von weicher, glitschiger bis wässeriger Konsistenz. Seine Aufgabe besteht darin, die Lungenschleimhäute feucht zu halten. Das verhindert, dass sie austrocknen oder sich infizieren. Bei Menschen mit zystischer Fibrose wird der Schleim jedoch dick und klebrig und sammelt sich in den Lungen an, sodass kein ungehinderter Luftaustausch mehr stattfinden kann. Wie bei der Bronchiektasie fördert die Ansammlung von Schleim das Wachstum von Bakterien, was zu wiederholten schweren Lungeninfektionen und langfristig zu schweren Lungenschäden führen kann.

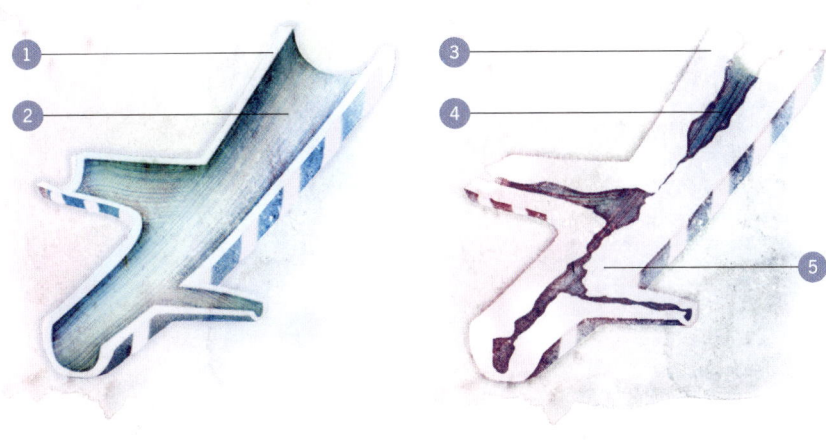

Normaler Luftweg   *Luftweg mit zystischer Fibrose*

1 Wand des Luftwegs

2 Dünne Schleimschicht, die den Luftweg auskleidet

3 Dicker, klebriger Schleim, der den Luftweg verstopft

4 Blut im Schleim

5 Bakterielle Infektion

Rauchen

Rauchen ist die weltweit führende Ursache vermeidbarer Krankheiten und Todesfälle. Das Rauchen gilt als direkt verantwortlich für 80 bis 90 Prozent der obstruktiven Lungenerkrankungen und für 90 Prozent der Todesfälle durch Lungenkrebs.

Nach vielen Jahren des Rauchens nimmt die Lungenfunktion oft allmählich ab. Typischerweise haben die Menschen, die an einer der zuvor genannten obstruktiven Lungenerkrankungen leiden, sehr früh mit dem Rauchen angefangen oder sind Kettenraucher. In dem Maße, wie sich die obstruktive Lungenerkrankung verschlimmert, nimmt die Kurzatmigkeit zu, sodass selbst alltägliche Handgriffe zu Erschöpfung führen und die betroffene Person immer inaktiver wird. Im fortgeschrittenen Stadium siechen die Patienten buchstäblich dahin, weil selbst der Akt der Nahrungsaufnahme oder des Trinkens zu einer gewaltigen Anstrengung wird.

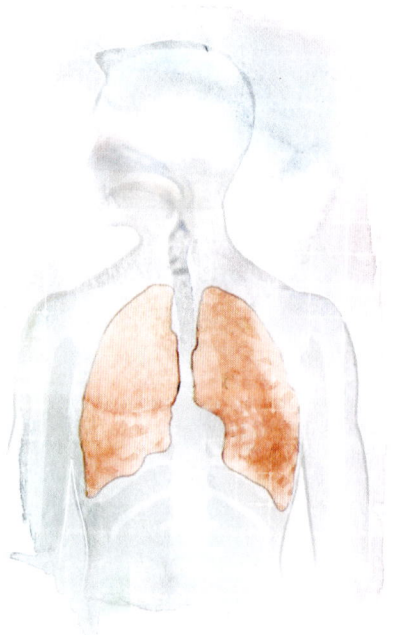
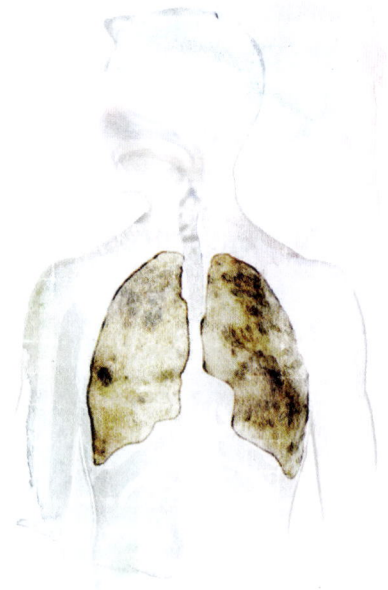

Kurzum, Zigarettenrauch beeinträchtigt die Lungenelastizität. Der ständige Kontakt mit Zigarettenrauch und anderen Umweltgiften ist eine der Hauptursachen für obstruktive Lungenerkrankungen. Menschen können ihre Atemwegsgesundheit leicht selbst steuern und verbessern, indem sie weniger rauchen oder besser ganz aufhören. Gleichermaßen wichtig ist, möglichst nicht passiv zu rauchen und den Kontakt mit anderen Umweltgiften, die sich in der Luft befinden, zu meiden. Sportliche Betätigung, eine saubere Luft und eine gesunde Ernährung sind ebenfalls hilfreich.

Restriktive Lungenerkrankungen

Restriktive Lungenerkrankungen verhindern, dass der Betroffene seine Lungen vollständig mit Luft füllen kann. Die Lungen können sich nicht vollständig ausdehnen, wobei die Ursachen entweder im Körper selbst oder außerhalb des Körpers liegen. Meistens ist eine restriktive Lungenerkrankung die Folge einer Verkrampfung der Lunge selbst. In anderen Fällen sind es Vernarbungen der Lunge, eine Versteifung der Brustwand, schwache Muskeln oder beschädigte Nerven, die die Lunge an einer natürlichen Ausdehnung hindern. Haltungsbezogene Probleme wie Skoliose oder eine exzessive Muskelanspannung in und rund um den Brustkorb können die Einatmung ebenfalls behindern.

○ *Schlafapnoe*

Schlafapnoe ist eine weitverbreitete Krankheit, die obstruktiver oder restriktiver Natur sein kann. Dabei setzt die Atmung im Schlaf aus oder wird sehr flach. Die Länge dieser Aussetzer kann von einigen Sekunden bis zu mehr als einer Minute variieren, danach setzt die Atmung wieder ein. Ein üblicher Aussetzer dauert rund zehn Sekunden, und wenn die Atmung wieder einsetzt, geschieht das normalerweise mit einem Schnappen nach Luft oder lautem Schnarchen. Das kann sich im Verlauf einer Nacht viele Male wiederholen. Was als ärgerliches Schnarchen beginnt, kann irgendwann zu einem echten gesundheitlichen Problem werden. Mehr als 18 Millionen Erwachsene in den USA und rund drei Millionen in Großbritannien leiden an Schlafapnoe.

Schlafapnoe ist üblicherweise eine chronische Krankheit, die das Schlafmuster des Betroffenen unterbricht. Wenn die Atmung flach wird oder ganz aussetzt, wechselt der Schlafende von der Tiefschlafphase in eine Leichtschlafphase. Das Ergebnis ist eine schlechte Schlafqualität, die dazu führen kann, dass sich der Betroffene tagsüber erschöpft fühlt. Auch die Konzentrationsfähigkeit wird oft beeinträchtigt. Das kann besonders beim Autofahren gefährlich sein.

Die Standardbehandlung bei Schlafapnoe ist CPAP (kontinuierlicher positiver Atemwegsdruck). Dabei pumpt eine Pumpe, die an eine Gesichtsmaske angeschlossen ist, ständig Luft durch die Nase und den Mund in die oberen Atemwege. Viele Patienten können sich mit dem Gerät nicht anfreunden und empfinden es als unangenehm und lästig. Dann benutzen sie es nicht, und das Problem kehrt zurück.

Zu den weiteren Behandlungsmethoden gehört ein chirurgischer Eingriff, um überschüssiges Gewebe aus dem Luftweg zu entfernen, und ein Mundgerät, dass den Luftweg offen hält. Keine dieser Behandlungsmethoden widmet sich jedoch dem zugrunde liegenden Problem: Das Erste, was Patienten lernen sollten, ist, ihre Körperhaltung und ihre Atemgewohnheiten zu verbessern.

Umweltverschmutzung

Die genetische Veranlagung und das Zigarettenrauchen sind nicht die einzigen Faktoren, die bei der Behandlung einer eingeschränkten Lungenfunktion berücksichtigt werden müssen. Die Umweltbedingungen, unter denen wir heute leben und arbeiten müssen, tragen in hohem Maße zu den Beschwerden bei, die Menschen aller Altersstufen und in allen Ländern betreffen können.

Sie können sich selbst helfen

Viele Lungenerkrankungen sind progressiv und verschlimmern sich, wenn sie unbehandelt bleiben. Die Anwendung der in diesem Buch beschriebenen Techniken und Verfahren wird jedoch zu einer Linderung der Beschwerden wie Asthma, chronische Bronchitis, Schlafapnoe und Emphysem beitragen.

All diejenigen, denen eine spezifische Atemwegserkrankung diagnostiziert wurde, können ihre Beschwerden durch eine Verbesserung ihrer Körperhaltung und Atmung erheblich lindern. Alexanders eigene Geschichte ist das beste Beispiel, dass wir lernen können, anders und besser zu atmen.

Egal, welche Atemschwierigkeiten Sie haben: Die Bewusstseinsübungen, die in diesem Buch vorgestellt werden, können Ihnen dabei helfen, effektiver und effizienter zu atmen, und das wird in hohem Maße zu einer Vermeidung von Atemproblemen in der Zukunft beitragen.

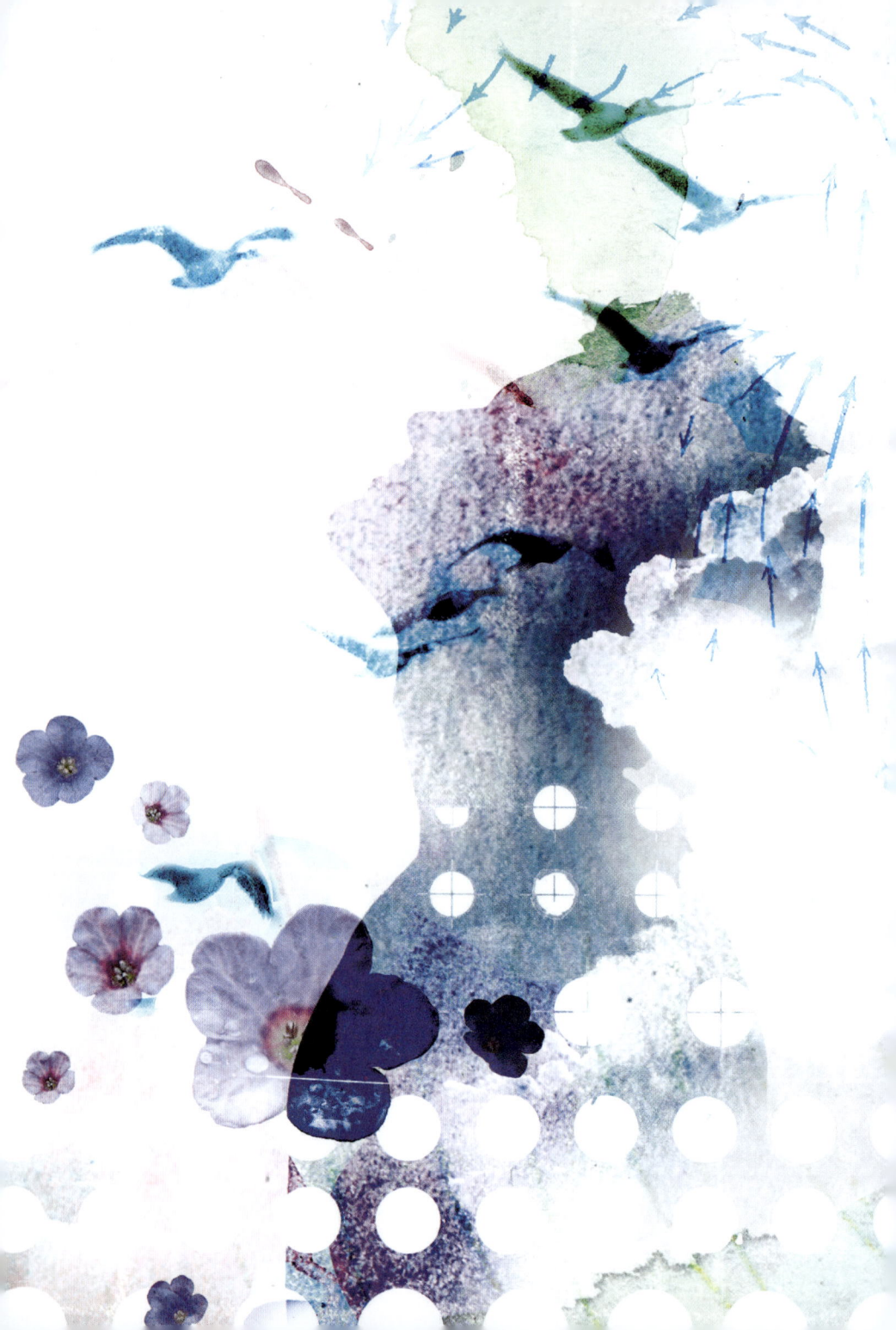

KAPITEL 6

Die Prinzipien der natürlichen Atmung verstehen

*Atem ist Leben,
und die Atemfähigkeit ist
der Maßstab für Leben.*

F. Matthias Alexander

Alexanders Prinzipien

Während seiner Experimentierphase entdeckte Alexander verschiedene Prinzipien, die – wenn er sie anwendete – seine allgemeine Körperhaltung und damit seine Atmung verbesserten. Wenn wir diese Prinzipien anwenden, können wir unsere Atmung und unsere gesamte Körperhaltung und Gesundheit verbessern.

Es lohnt sich durchaus, einen eingehenden Blick auf jedes dieser Prinzipien zu werfen, da sie zur Verbesserung der Atmungskoordination beitragen können. Dies sind die Prinzipien der natürlichen Atmung:

○ *Innehalten,*

○ *gedankliche Selbstanweisung,*

○ *psycho-physische Einheit,*

○ *unzuverlässige Einschätzung der Selbstwahrnehmung,*

○ *Primärsteuerung,*

○ *die Macht der Gewohnheit.*

○ *Innehalten*

Das Innehalten ist eines der grundlegenden Prinzipien der Alexander-Technik und ist das Gegenteil einer willentlichen Handlung; es ist ein Moment der bewussten Zurückhaltung unserer Zustimmung zu unserer automatischen Reaktion oder Gewohnheit. Wir legen bewusst eine kurze Pause ein, um eine reflexartige Handlung gemäß unseren eingefleischten Gewohnheiten zu verhindern und uns stattdessen kurz zu überlegen, wie wir eine bestimmte Handlung, einschließlich des Atmens, auf bestmögliche Weise ausführen.

Alexander erkannte, dass er zunächst seine alten Atemgewohnheiten aufgeben musste, um eine positive Veränderung seiner Atmung zu bewirken. Viele Menschen atmen zu hastig ein und verkrampfen damit die Muskeln rund um den Brustkorb. Indem wir vor dem Einatmen eine kurze Pause einlegen, geben wir uns selbst die Zeit, um jede schädliche und unerwünschte Anspannung abzubauen. Das wiederum ermöglicht uns eine angemessene, effiziente Atmung. Alexander war davon überzeugt, dass sich unsere Atmung auf natürliche Weise verbessern würde, wenn es uns gelänge, unsere schädlichen Angewohnheiten abzulegen.

ÜBUNG 15

1. Setzen oder legen Sie sich auf einen bequemen Platz.
2. Achten Sie auf Ihre Atmung, wenn die Luft durch die Nase in Ihren Körper strömt und wieder austritt, und verfolgen Sie Ihren Atem ganz bewusst bis in die Lungen.
3. Nach fünf oder sechs Atemzügen legen Sie am Ende der nächsten Ausatmung eine Pause von ein bis zwei Sekunden ein, bevor Sie erneut einatmen.

Sie sollten bemerken, dass der nächste Atemzug ruhiger und müheloser ist. Möglicherweise müssen Sie diese Übung mehrmals wiederholen, bevor Sie wirklich spüren können, dass Ihre Atmung ruhiger und leichter wird.

○ *Gedankliche Selbstanweisung*

Als Alexander versuchte, mit der Gewohnheit zu brechen, seinen Kopf zwischen die Schultern zu ziehen, stellte er fest, dass alles, was er ausprobierte, die Sache nur noch verschlimmerte. Wie er schließlich erkannte, musste er nur visualisieren, wie sich sein Kopf aufrichtete und nach vorne schob. Dasselbe gilt für Atemtechniken: Wenn Sie versuchen, Ihre Atmung zu verändern, indem Sie aktiv etwas »tun«, behindern Sie den natürlichen Atemmechanismus. Alexander dachte sich eine Reihe von mentalen Anweisungen aus, die er gedankliche Selbstanweisung nannte, darunter Visualisierungen und ihre Projizierung auf den Körperteil, der einer ausgeprägten Muskelgewohnheit folgt oder inkorrekt eingesetzt wird. Für Personen, deren Brustkorb sich während des Atmens kaum bewegt, wäre es zum Beispiel gut, wenn sie sich vorstellen würden, wie sich ihr Brustkorb bei jedem Einatmen in dreidimensionaler Weise ausdehnt. Es ist wichtig zu erkennen, dass die gedankliche Selbstanweisung ein zentraler Teil des Prozesses ist. Eine Unterweisung in der Alexander-Technik ist hilfreich, um zu lernen, wie Sie Ihrem Körper diese Anweisungen richtig erteilen. Das ist sehr schwierig, wenn Sie zuvor nicht die positive Muskelspannung erlebt haben, die Sie erreichen wollen. Ein Atemtrainer wird es Ihnen zeigen können. Im nächsten Kapitel finden Sie spezifische Anweisungen, die Ihnen dabei helfen werden, Ihre Atmung zu verbessern.

ÜBUNG 16

1. Setzen oder legen Sie sich auf einen bequemen Platz.
2. Atmen Sie eine Minute lang ganz normal. Anschließend stellen Sie sich während einer weiteren Minute bei jedem Einatmen vor, wie sich Ihre Brusthöhle in alle Richtungen ausdehnt. Und bei jedem Ausatmen stellen Sie sich vor, wie sie sich wieder zusammenzieht.

Achten Sie darauf, dass Sie nur an diese Anweisungen denken und nichts tun, um sie zu »unterstützen«. Die Visualisierung der Ausdehnung des Brustkorbs kann dazu beitragen, den Brustraum zu öffnen, und das hilft Ihnen, auf natürliche und koordinierte Weise zu atmen.

○ *Psycho-physische Einheit*

Das dritte Prinzip der natürlichen Atemkoordination konzentriert sich auf die ganzheitliche Funktionsweise und die Unabhängigkeit des Atmungssystems von allen anderen Körpersystemen. Das Muskelsystem kann sich positiv oder negativ auf die Atmung auswirken. Der Versuch, irgendeinen Atemmuskel zu verwenden, ohne sich bewusst zu machen, wie das gesamte Atmungssystem arbeitet, ist sehr schädlich. Es ist hilfreich, den Atemmechanismus in Harmonie mit allen anderen Körpermechanismen zu betrachten und sich vor Augen zu halten, dass diese mit unserem Denken und unseren Gefühlen eine Einheit bilden. Mit anderen Worten: Unser Geist, unsere Emotionen und unser Körper sind alle Teil ein und derselben Einheit, und als solche reagieren sie im Einklang aufeinander. Wenn wir zum Beispiel etwas Alarmierendes sehen, bekommen wir Angst und halten als Folge den Atem an; wenn wir etwas Angenehmes erleben, sind unsere Gedanken friedlich, unsere Gefühle beherrscht und unsere Atmung ruhig und regelmäßig. Unsere Atmung ist intrinsisch und extrinsisch mit allem verbunden, was wir tun, denken oder fühlen.

ÜBUNG 17

1. Legen Sie sich aufs Bett und achten Sie ungefähr fünf Minuten lang auf Ihre Atmung.
2. Beobachten Sie, in wie vielen Bereichen Ihres Körpers Sie die Bewegung Ihrer Atmung spüren können.

Können Sie die Bewegung in Ihrer Brust, Ihren Rippen und im Bauch spüren? Können Sie außerdem eine subtilere Bewegung in den Schultern, Armen und Beinen spüren?

In dem Maße, wie Ihr Gespür für Ihre Atmung zunimmt, spüren Sie vielleicht auch, dass sich Ihr Geist und Ihre Gefühle ebenfalls beruhigen.

○ *Unzuverlässige Einschätzung der Selbstwahrnehmung*

Eine unzuverlässige Einschätzung der Selbstwahrnehmung ist einer der Hauptgründe für unkoordinierte Atemmuster. Wie in Kapitel 4 besprochen, glauben viele Menschen, ihre Lungen seien wesentlich kleiner, als sie in Wirklichkeit sind, und sie wissen nicht genau, wo sich die Lungen befinden. Um die notwendigen Veränderungen für eine freie, mühelose Atmung zu bewirken, müssen wir oft genau das tun, was sich für uns falsch anfühlt. Alexander sagte einst:

> *»Wenn wir uns selbst überlassen sind, würden wir als Letztes die Dinge tun, die eigentlich richtig sind, weil wir sie nicht für die richtigen Dinge halten würden. Alle wollen recht haben, aber niemand denkt darüber nach, ob seine Vorstellung von ›richtig‹ wirklich richtig ist. Wenn Menschen das Falsche für richtig halten, erscheint ihnen das Richtige falsch.«*

Das Problem ist in der Tat einigermaßen komplex. Es liegt in der Natur des Menschen, so zu atmen, wie er es als richtig empfindet. Wir würden im Traum nicht daran denken, auf eine Weise einzuatmen, die uns merkwürdig erscheint, und dennoch ist es genau das, was wir tun müssen, um mit unseren schädlichen Atemgewohnheiten zu brechen. Alexander wies seine Schüler an, es auszuprobieren und sich befremdlich zu fühlen. Auf diese Weise, so Alexander, hätten sie eine kleine Chance, es richtig zu machen. Aus diesem Grund ist es eine gute Idee, zunächst einen Kurs über die Alexander-Technik zu belegen, weil es sonst leicht passieren kann, dass Sie die Muskelanspannung eher noch erhöhen und Ihre bereits vorhandenen Probleme verschlimmern. Lehrer, die die Alexander-Technik unterrichten, sind in objektiver Beobachtung geschult und können jede zusätzliche Anspannung sofort erkennen, die auftritt, wenn Sie »versuchen«, alles richtig zu machen.

○ *Primärsteuerung*

Während seiner Experimentierjahre entdeckte Alexander, dass sich die Beziehung zwischen dem Kopf und dem übrigen Körper auf die Funktionsweise aller Mechanismen und somit auf die Funktionsweise des gesamten Körpers auswirkte. Die Effizienz der Primärsteuerung wird hauptsächlich von der Kopf-, Nacken- und Rückenmuskulatur bestimmt. Damit eine effektive Primärsteuerung möglich ist, müssen diese Muskeln in freier, ungehinderter Beziehung zueinander stehen. Der übergeordnete Zweck der Primärsteuerung besteht darin, die wichtigste Organisationsfunktion des Körpers zu übernehmen und das Zusammenspiel aller Muskeln und Mechanismen zu steuern – sie bewirkt, dass die Steuerung unseres komplexen menschlichen Organismus relativ einfach ist. Wichtig ist in diesem Zusammenhang der Hinweis, dass diese Kopf-Körper-Beziehung nicht undynamisch ist, sondern dass sich der Kopf in Beziehung zum übrigen Körper frei bewegen kann.

Wenn der Kopf nach hinten und zwischen die Schultern gezogen wird, wird die Primärsteuerung aufgrund der übertriebenen Muskelanspannung behindert. Das wiederum kann sich auf andere Muskeln und Körperreflexe auswirken und zu einem allgemeinen Mangel an Koordination und Gleichgewicht führen, der unmittelbar unsere Atmung beeinträchtigt. Die unbewusste Angewohnheit, den Kopf nach hinten zu ziehen, die so viele von uns haben, verursacht zum Beispiel eine Verkürzung der Wirbelsäule und eine Kompression des Brustkastens. All das behindert das gesamte Atmungssystem und führt zu einer beschleunigten, flachen Atmung.

»Oft müssen wir genau das tun, was sich für uns falsch anfühlt.«

○ Die Macht der Gewohnheit

Alexander erkannte, dass wir in der Verrichtung unserer täglichen Aktivitäten zahlreichen unbewussten Gewohnheiten folgen. Es wäre völlig unrealistisch zu erwarten, dass wir ständig über jede einzelne Bewegung nachdenken. Viele dieser Gewohnheiten sind zudem völlig harmlos und helfen uns sogar, unsere Bewegungen effizienter auszuführen. Es gibt jedoch auch einige schädliche Angewohnheiten, die unser Wohlbefinden beeinträchtigen, und das sind die, die wir uns bewusst machen und die wir verhindern müssen. Wir wissen natürlich, dass Atemgewohnheiten wie flaches oder beschleunigtes Atmen ungesund sind, aber viele von uns haben auch Haltungsgewohnheiten, die eine gesunde Atmung verhindern. Da es zu viele Gewohnheiten gibt, um sie alle aufzuzählen, sollen hier nur die häufigsten genannt werden:

- *Verkrampfung der Nackenmuskulatur,*

- *Durchdrücken der Knie,*

- *Rundrücken,*

- *sich mit den Zehen im Boden festkrallen,*

- *die Hüften vorschieben und sich gleichzeitig nach hinten lehnen,*

- *Schultern anspannen,*

- *den Kopf zurückziehen,*

- *den Brustkorb versteifen.*

Viele von uns haben einige, wenn nicht sogar alle diese Gewohnheiten und merken es gar nicht. Um unsere Körperhaltung zu verbessern, müssen wir uns zunächst die unbewusst ausgeführten Bewegungen bewusst machen. Sie können Ihre Gewohnheiten unmöglich verändern, solange diese unbewusst stattfinden. Wichtig ist, dass Sie sich vor Augen führen, welche Konsequenzen eine schlechte Atmung langfristig haben kann.

Gewohnheiten sind keine Serie an isolierten Handlungen. Sie stehen miteinander in Verbindung und bilden gemeinsam ein integriertes Ganzes, das zu unserer individuellen Haltung oder Bewegungsart wird. Um eine natürliche Atmung zu erzielen, müssen wir uns die Gewohnheiten bewusst machen, die unsere Atmung indirekt beeinträchtigen, und dann verhindern, dass wir sie praktizieren. Die folgende Übung wird Ihnen dabei helfen, sich Ihre Atemgewohnheiten bewusst zu machen. Sie können sie im Sitzen, Stehen oder Liegen machen. In der Tat wäre es gut, wenn Sie sie in allen drei Positionen ausführen und die Unterschiede vergleichen würden. Beginnen wir mit dem Stehen:

ÜBUNG 18

- Achten Sie während der Übung auf die Bewegung, die Ihre Atmung in den Rippen, im Bauch und im oberen Brustbereich auslöst. Ist sie in jedem Bereich unterschiedlich?
- Achten Sie auf die Bereiche, in denen Sie die geringste Bewegung verspüren.

Wiederholen Sie die Bewegung im Sitzen und dann im Liegen. Verändert sich Ihre Atembewegung mit jeder neuen Haltung?

Bei einer mühelosen Atmung sollten sich die Rippen, der Bauch und der obere Brustbereich alle gleichzeitig bewegen. Wenn Sie merken, dass sich ein Bereich weniger bewegt als die anderen, könnte das der Bereich sein, den Sie unbewusst anspannen. Diese Muskelanspannung behindert eine natürliche Atmung.

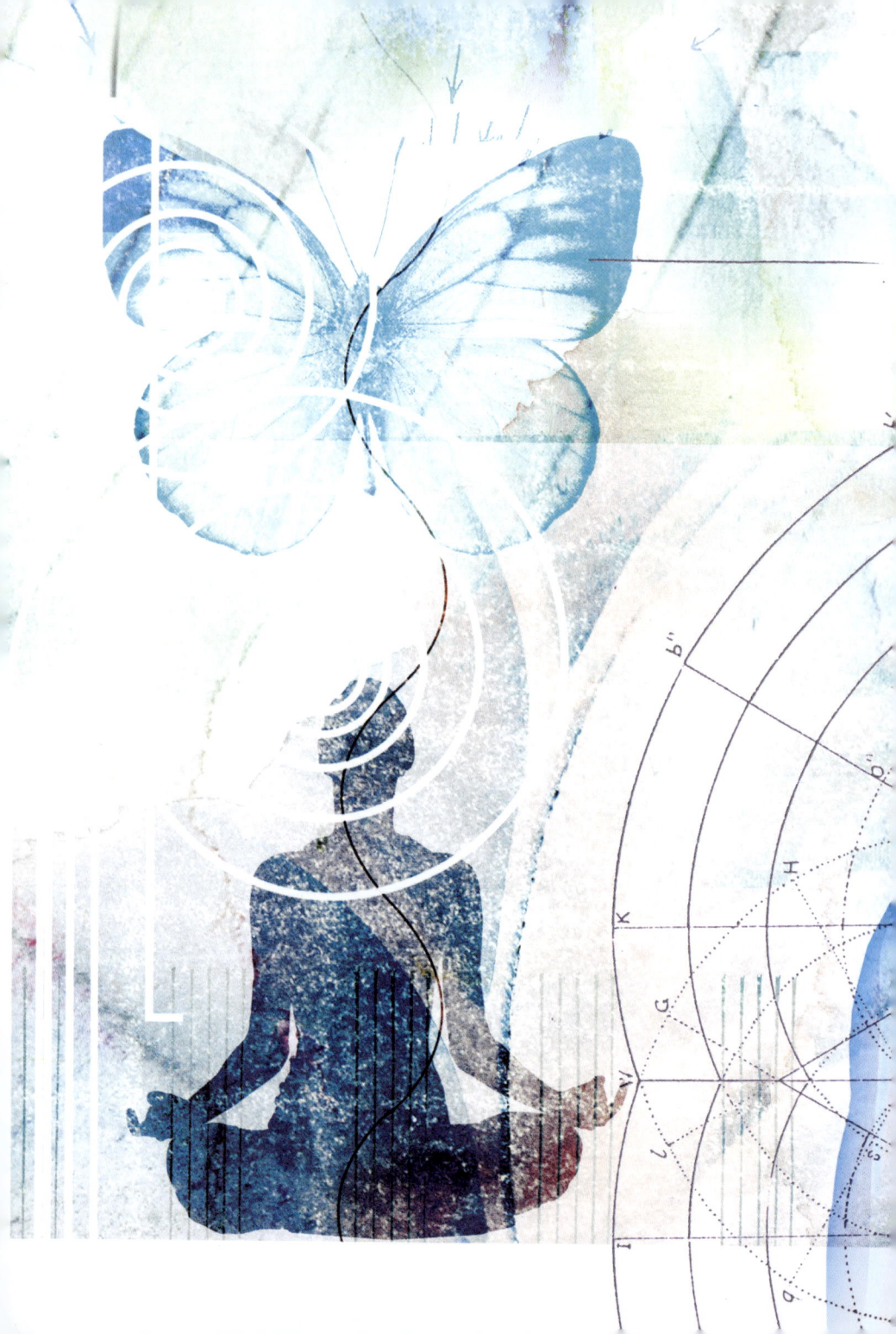

KAPITEL 7

Die ersten Schritte zu einer verbesserten Atmung

Der Atem ist die Brücke zwischen Leben und Bewusstsein. Er vereinigt Körper und Gedanken. Immer wenn Ihr Geist zerstreut ist, sammeln Sie ihn wieder mit dem Atem.

Thich Nhat Hanh

Muskelanspannung

Eine Verbesserung der Körperhaltung und die Entspannung der Muskeln sind das natürliche Gegenmittel für eine schlechte Atmung. Die unbewusste und unnötige Muskelanspannung in unserem Körper nimmt uns eine gute Gesundheit und das angenehme Gefühl einer harmonischen Atmung. Der erste Schritt zur Wiederherstellung der natürlichen Atmung besteht darin, so viele Muskelanspannungen wie möglich im Körper aufzuspüren und zu lösen. Eine übertriebene Muskelspannung bildet sich allmählich im Verlauf der Jahre heraus. Die meisten von uns merken es gar nicht, bis wir Rücken-, Schulter- oder Nackenschmerzen verspüren oder in den Spiegel blicken und sehen, wie sich unsere Haltung verschlechtert.

Übungen in halb liegender Rückenlage

Die nächste Übung wird Ihnen dabei helfen, sich diese Probleme bewusst zu machen und die schädliche, unbewusste Muskelspannung zu lösen, die oft die Ursache ineffizienter, schädlicher Atemmuster ist. Nehmen Sie sich dafür 15 Minuten Zeit.

Eine dauerhafte Veränderung ist ein langsamer Prozess, der Beharrlichkeit und Geduld erfordert. Machen Sie sich Notizen über das, was Sie während der Übung spüren. Wenn Sie sich aus irgendeinem Grund unwohl fühlen, hören Sie sofort auf und versuchen, die Übung ein oder zwei Stunden später zu wiederholen. Wiederholen Sie die Übung eine Woche lang jeden Tag, bevor Sie zur nächsten Übung übergehen.

»Der erste Schritt zur Rückgewinnung der natürlichen Atmung besteht darin, so viele Muskelspannungen wie möglich im Körper aufzuspüren und zu lösen.«

ÜBUNG 19

Vorbereitung

Für diese Übung legen Sie sich auf den Rücken und legen einige Bücher unter Ihren Kopf, wobei Sie darauf achten, dass Ihr Kopf weder zu weit in Richtung Brust gedrückt noch nach hinten überdehnt wird. Die Zahl der Bücher, die Sie benötigen, um den Kopf zu stützen, variiert je nach Person und ist gelegentlich auch tagesabhängig. Wenn Sie einen Kurs über die Alexander-Technik besuchen, können Sie auch Ihren Lehrer fragen oder die nachstehenden Instruktionen ausführen:

1. Stellen Sie sich mit dem Rücken an eine Wand, sodass Ihr Gesäß und Ihre Schulterblätter die Wand leicht berühren. Versuchen Sie nicht, sich stocksteif zu machen, indem Sie Ihre Muskeln anspannen, Ihren Kopf nach hinten ziehen und das Kinn anheben.
2. Bitten Sie einen Freund oder Verwandten, den Abstand zwischen der Wand und Ihrem Hinterkopf zu messen.
3. Addieren Sie zu diesem Abstand 2,5 Zentimeter hinzu. Das ist ungefähr die Höhe, die der Bücherstapel unter Ihrem Kopf haben sollte.

Besser, Sie haben zu viele Bücher unter Ihrem Kopf als zu wenige. Achten Sie aber darauf, dass Ihre Atmung und der Schluckreflex nicht behindert werden. Wenn sich die Bücher zu hart anfühlen, legen Sie ein Handtuch oder eine dünne Yogamatte darüber. Die Bücher sollen Ihren Kopf stützen und verhindern helfen, dass Sie Ihren Kopf nach hinten ziehen. Sie sollten sich jedoch darüber bewusst sein, dass Sie Ihren Kopf im Liegen immer noch fest in den Bücherstapel pressen können, daher ist es hilfreich, sich vorzustellen, Ihre Nase würde sich in Richtung Brust senken.

▶

Bringen Sie sich in Position

Befolgen Sie diese nächsten Schritte, um sich in die korrekte Position zu bringen:

1. Legen Sie sich auf den Rücken, wobei Ihr Kopf auf dem Bücherstapel ruht (siehe vorhergehende Seite). Ihr Rücken sollte möglichst viel Kontakt mit dem Boden haben, aber achten Sie darauf, dass Sie ihn nicht bewusst auf den Boden pressen.

2. Ziehen Sie die Knie an, bis sich Ihre Füße so nahe am Becken befinden, wie es für Sie bequem ist. Die Fußsohlen sollten flach und gleichmäßig auf dem Boden stehen. Wenn Ihre Knie angezogen sind, kann sich Ihr normalerweise leicht nach innen gewölbter unterer Rücken auf natürliche Weise entspannen und abflachen, sodass er auf dem Boden aufliegt. Ihre Knie zeigen gerade zur Decke *(siehe nachfolgende Tipps)*.

3. Legen Sie Ihre Arme seitlich ab, wobei die Handflächen zum Boden zeigen. Entspannen und senken Sie sanft die Schultern. Dadurch bekommt der Rücken mehr Kontakt mit dem Boden.

4. Stellen Sie sich vor, Ihr Körper würde vom Boden gestützt und sich in alle Richtungen ausdehnen.

Einige Menschen stellen womöglich fest, dass ihre Beine dazu neigen, nach innen zu kippen, sodass sich ihre Knie berühren, oder dass sie nach außen kippen. In beiden Fällen halten Sie sich an die nachstehenden Instruktionen, die Ihnen dabei helfen, eine minimale Muskelspannung in den Beinen zu bewahren.

- *Wenn Ihre Beine nach innen kippen, stellen Sie die Füße enger zusammen.*
- *Wenn Ihre Beine nach außen kippen, platzieren Sie die Füße weiter auseinander.*

▶

Wenn Sie bereit sind

Beim ersten Mal machen Sie diese Übung am besten nur fünf Minuten lang. Steigern Sie diese Zeit jeden Tag um ein bis zwei Minuten, bis die Übungsdauer 20 Minuten beträgt. Versuchen Sie anschließend, jeden Tag 20 Minuten in dieser Position zu verharren. Versuchen Sie, sich jeden spezifischen Punkt, an dem Sie Ihre Muskeln anspannen, bewusst zu machen und die Spannung zu lösen, indem Sie sich vorstellen, dass sich dieser Bereich dehnt. Möglicherweise ist es hilfreich, auf diese Weise Ihren gesamten Körper Punkt für Punkt zu überprüfen, um übertriebene Muskelspannungen aufzuspüren. Stellen Sie sich dabei folgende Fragen:

- *Fühlt sich meine linke Körperseite anders an als die rechte?*
- *Presst sich irgendein Bereich meines Rückens stärker auf den Boden als andere Bereiche?*
- *Empfinde ich Druck von dem Bücherstapel unter meinem Kopf?*
- *Kann ich spüren, wie sich Muskeln in meinen Beinen oder Armen anspannen?*

Zur Unterstützung der Lockerung angespannter Muskeln, die Ihre natürliche Atmung behindern, geben Sie Ihrem Körper gedanklich folgende Anweisungen:

- *Lassen Sie zu, dass sich Ihr Nackengelenk frei bewegt (das Nackengelenk befindet sich am oberen Ende der Wirbelsäule ungefähr auf Höhe der Ohren).*
- *Stellen Sie sich vor, Ihr Kopf bewege sich vom oberen Ende der Wirbelsäule weg.*
- *Lassen Sie zu, dass sich Ihr Rücken streckt und sich auf dem Boden dehnt.*
- *Stellen Sie sich vor, Ihre Schultern würden sich voneinander weg beziehungsweise vom Kopf in Richtung Boden wegbewegen.*
- *Lassen Sie zu, dass sich Ihre Rippen etwas mehr bewegen, als sie es üblicherweise tun.*

Was folgt als Nächstes?

Nachdem Sie die diese Übung eine Woche lang täglich 20 Minuten gemacht haben, gehen Sie nun zur nächsten über, die Ihnen dabei helfen wird, Ihre Atmung direkt zu verbessern, indem die Ausatemphase verlängert wird.

ÜBUNG 20

1. Legen Sie sich in halb liegender Rückenlage auf den Boden oder das Bett (siehe Übung 19).
2. Atmen Sie ein wenig länger aus als beim vorangegangenen Atemzug.
3. Wiederholen Sie das mehrere Male. Achten Sie aber darauf, dass Sie sich nicht anstrengen oder verspannen. Sie müssen nichts »tun«, sondern nur zulassen, dass sich die Ausatemphase ein wenig verlängert.
4. Wenn Sie mehr Luft ausatmen, erzeugen Sie in Ihren Lungen mehr Raum, sodass der folgende Atemzug tiefer sein wird, ohne dass Sie irgendetwas tun müssen.
5. Wiederholen Sie die Schritte 1 bis 4 zehnmal.

Diese Übung können Sie im Verlauf eines Tages beliebig oft wiederholen. Je öfter Sie das tun, desto tiefer und ruhiger wird Ihre Atmung.

Wie Sie die Luftzirkulation verbessern

Wenn Sie das Gefühl haben, dass Sie Übung 20 beherrschen, können Sie zur nächsten Übung übergehen, die sich auf das Ausatmen konzentriert.

ÜBUNG 21

Nach einigen Minuten der Selbstbeobachtung, wie in Übung 19 beschrieben, wollen Sie vielleicht diese höchst wirksame Übung ausprobieren:

1. Blasen Sie sanft etwas Luft aus – so als würden Sie eine Luftblase formen. Blasen Sie nicht zu stark und nicht zu schnell, denn das führt zu einer Muskelanspannung, die Ihre Atmung behindert.
2. Blasen Sie die Luft so lange wie möglich aus, ohne sich dabei anzustrengen und ohne dass Ihnen die Luft ausgeht, denn das würde dazu führen, dass Sie beim nächsten Atemzug nach Luft schnappen.
3. Wenn Sie alle Luft ausgeblasen haben, atmen Sie nicht sofort wieder ein. Warten Sie einfach nur darauf, dass die Luft von selbst wieder in den Körper eintritt. Vergewissern Sie sich, dass Sie nicht die Luft anhalten oder Ihren natürlichen Atemreflex unterdrücken. Atmen Sie durch die Nase.
4. Wiederholen Sie diesen Prozess sechs- oder siebenmal.

Sie sollten feststellen, dass Ihre Atemzüge mit ein wenig Übung länger, tiefer und mühelose werden. Indem Sie sanft die Luft ausblasen, entweicht mehr Kohlendioxid aus den Lungen als sonst und es wird ein natürliches Vakuum erzeugt, sodass der nächste Atemzug ganz spontan geschieht. Wie in Übung 20 wird das automatisch geschehen, ohne dass Sie irgendetwas tun müssen. Auf diese Weise kann sich die Luftzirkulation in den Lungen erheblich verbessern.

Die nächste Übung heißt »So Hum«-Atemübung. »Soooo« ist der Klang des Einatmens und »Hummmm« des Ausatmens. Diese Übung gehört nicht zur Alexander-Technik, sondern stammt aus der fernöstlichen Yogapraxis, aber ich persönlich finde sie sehr hilfreich, daher habe ich sie in dieses Kapitel aufgenommen.

ÜBUNG 22

1. Suchen Sie sich einen bequemen Platz zum Sitzen: auf einem Kissen, einem Stuhl, oder setzen Sie sich auf den Boden und lehnen Sie den Rücken an die Wand, wenn Ihnen das lieber ist. Legen Sie die Hände auf Ihre Oberschenkel; die Handflächen zeigen nach unten.

2. Lenken Sie Ihr Bewusstsein auf den gezeitenähnlichen Rhythmus Ihrer Atmung. Spüren Sie den Anstieg der Einatmung und das Absenken der Ausatmung und stellen Sie sich dabei vor, wie die Wellen des Ozeans an den Strand rollen und sich das Wasser wieder zurückzieht.

3. Während Sie sich Ihrer Atmung bewusst werden, beginnen Sie, beim Atmen die Laute »So« und »Hum« zu artikulieren – sagen Sie beim Einatmen leise »So« und beim Ausatmen »Hum« und ziehen Sie diesen Laut so lange hin, wie es Ihnen angenehm ist.

Sie können diese Übung so lange machen, wie Sie möchten. Viele Menschen finden sie hilfreich, um ihre Gedanken und Gefühle zu beruhigen.

Das geflüsterte »Ah«

Die nächste Übung wurde von Alexander selbst entwickelt. Sie sollte seinen Schülern dabei helfen, neu zu lernen, auf natürliche Weise zu atmen. Alexander sagte stets, er halte nichts von Atemübungen, da sie zur Ausbildung von blinden Gewohnheiten beitrügen, sodass die Menschen nicht mehr selbst denken würden. Bei der folgenden Übung machte er jedoch eine Ausnahme, weil es sich dabei nach seinen Worten im Wesentlichen um eine Übung zum bewussten Innehalten handelt, die verhindert, dass die Übenden zu zielfixiert sind, während sie lernen, ihre Atmung zu verbessern. Er bezeichnete sie als »Geflüstertes ›Ah‹«. Sie können sie im Stehen, Sitzen oder Liegen machen.

ÜBUNG 23

Nehmen Sie sich die Zeit und verwenden Sie auf jede Instruktion einige Minuten. Achten Sie darauf, dass Sie sich bei jedem Schritt wohlfühlen, bevor Sie zum nächsten übergehen. Es kann einige Sitzungen dauern, bis Sie den gesamten Übungsablauf absolvieren können.

1. Stellen Sie sich vor, Ihr Nackengelenk bewege sich so frei, dass sich Ihr Kopf weg von der Wirbelsäule nach oben und nach unten bewegen kann. Damit streckt sich die Wirbelsäule, und das verleiht den Rippen eine größere Mobilität und Bewegungsfreiheit.
2. Vergewissern Sie sich, wo sich Ihre Zunge befindet, und lassen Sie sie am Boden des Mundes ruhen, wobei ihre geschlossenen Lippen leicht die untere Zahnreihe berühren. Das ermöglicht einen freien Luftstrom in die und aus den Lungen.
3. Achten Sie darauf, dass Ihre Lippen und Ihre Gesichtsmuskeln entspannt sind. Es kann hilfreich sein, an etwas zu denken, das Sie zum Lächeln bringt. ▶

4. Lassen Sie sanft und ohne Anstrengung Ihren Unterkiefer fallen, sodass sich Ihr Mund leicht öffnet. Wenn Sie sich auf die Schwerkraft verlassen und keine bewusste Anstrengung unternehmen, wird sich Ihr Kopf dabei nicht nach hinten verlagern.
5. Flüstern Sie ein lang gezogenes »Ah« (wie in dem Wort »Vater« oder »Rasen«), bis Sie am Ende Ihres Atems angekommen sind. Es ist wichtig, dass Sie die Luft nicht bewusst ausstoßen oder versuchen, das »Ah« länger anzuhalten, als Sie Atem haben.
6. Schließen Sie sanft die Lippen und lassen Sie zu, dass neue Luft durch Ihre Nase eintritt und in die Lungen strömt. »Holen« Sie nicht bewusst Luft.
7. Achten Sie darauf, ob Sie beim Flüstern des »Ahs« irgendwo eine Muskelanspannung verspüren.
8. Wiederholen Sie das Ganze mehrere Male.

Für mich ist diese Übung der »Rolls-Royce« unter den Atemübungen, weil sie Ihnen in wenigen Minuten zu einer tieferen und ruhigeren Atmung verhilft. Als Folge wird dem Körper viel Sauerstoff zugeführt, und umgekehrt gibt er viel Kohlendioxid ab. Das kann die Luftzirkulation in den Lungen erheblich verbessern. Diese Übung kann die Atmung des Übenden so dramatisch verändern, dass selbst Asthmapatienten von einer mehrmaligen Wiederholung am Tag stark profitieren können. Um Ihnen zu demonstrieren, wie effektiv sie ist, machen Sie nun das in Übung 24 beschriebene Experiment.

HINWEIS: Es ist wichtig zu verstehen, dass der Atemmechanismus ein reflexhafter Mechanismus ist, der völlig automatisch geschieht. Jede bewusste Anstrengung zur Verbesserung der Atmung behindert den natürlichen Atemreflex. Lassen Sie zu, dass die Natur ihren Verlauf nimmt, und greifen Sie nicht ein.

ÜBUNG 24

1. Bitten Sie einen Freund oder eine Freundin, seine/ihre Hand auf Ihren Brustkorb oder Ihren Bauch zu legen und zählen Sie, wie oft Sie in einer Minute ausatmen.
2. Achten Sie auf eine normale Atmung und versuchen Sie nicht, sich auf Ihre Atmung zu konzentrieren; denken Sie an etwas ganz anderes.
3. Nach Ablauf der Minute schreiben Sie auf, wie oft Sie ausgeatmet haben.
4. Wiederholen Sie den gesamten Prozess, aber flüstern Sie dieses Mal »Ah« beim Ausatmen. Zählen Sie, wie oft Sie innerhalb einer Minute ausatmen.

Ich glaube, Sie werden über die Ergebnisse sehr verblüfft sein. Ich habe oft erlebt, dass Menschen, die zunächst mehr als 16- oder 17-mal pro Minute geatmet haben, ihre Atemfrequenz nach wenigen Wiederholungen bereits auf fünf oder sechs Atemzüge senken konnten.

Eine regelmäßige Wiederholung der Übung »Das geflüstertes ›Ah‹« kann Ihnen helfen, sich schädlicher Atemgewohnheiten bewusst zu werden und schließlich eine effizientere Atmung zu entwickeln. Wenn Sie einen Lehrer haben, der die Alexander-Technik unterrichtet, empfehle ich Ihnen, diese Übung gemeinsam mit ihm zu machen, da die Instruktionen leicht fehlinterpretiert werden. Das liegt daran, dass die meisten von uns unter einer unzuverlässigen Einschätzung ihrer Sinneswahrnehmung leiden, wie Alexander es nannte. Bei Schritt 4 kommt es zum Beispiel häufig vor, dass die Übenden den Kopf zurückziehen, anstatt den Unterkiefer fallen zu lassen (einige waren überzeugt, sie hätten ihren Mund weit geöffnet, obwohl zwischen ihrer Oberlippe und Unterlippe kaum zwei Zentimeter waren). Wenn Sie keinen Lehrer in Alexander-Technik haben, machen Sie die Übung am besten vor einem Spiegel. Das gibt Ihnen eine Vorstellung davon, ob Sie die Anweisungen korrekt ausführen oder nicht.

FALLSTUDIE *Michaela*

Während des größten Teils ihres Lebens hatte Michaela das Gefühl, ihre Atmung sei sehr flach. Oft meinte sie, eine starke Erschöpfung in den Muskeln rund um ihren Brustkorb zu spüren. Außerdem empfand sie immer wieder eine leichte Beklemmung, obwohl das nicht der Grund war, aus dem sie Unterricht in der Alexander-Technik nahm. Mit 29 Jahren bekam sie große Schmerzen in der Hüfte, und einige Leute hatten sogar schon Bemerkungen darüber gemacht, dass ihr Bein irgendwie deformiert wirkte, wenn sie ging oder lief, und so bekam sie Komplexe. Zu diesem Zeitpunkt studierte sie an der Universität Hamburg Wirtschaftswissenschaften und Soziologie. Die Hüftbeschwerden begannen ihr Studium zu beeinträchtigen.

Bereits nach ihrer ersten Stunde in der Alexander-Technik ließen die Hüftschmerzen nach. Mit jeder Sitzung wurden sie weniger, bis sie schließlich ganz verschwanden. Michaela hatte auch das Gefühl, ihre Körperhaltung verbessere sich insgesamt, und das hatte positive Effekte auf die Art und Weise, wie sie sich bewegte, sodass sie ein freieres und leichteres Körpergefühl hatte. Michaela war so sehr von den umfassenden Veränderungen beeindruckt, die die Alexander-Technik bewirkt hatte, dass sie beschloss, nach Beendigung des Kurses selbst eine Alexander-Lehrerin zu werden.

Kurz danach bekam Michaelas Ehemann einen Job als Animateur in Los Angeles, und sie hatte die Gelegenheit, am Alexander Training Institute von Los Angeles zu studieren. Die Ausbildung machte ihr großen Spaß, und im zweiten Jahr sprang ein Lehrer aus New York besuchsweise für eine Woche ein. Dieser Lehrer, der sich darauf spezialisiert hatte, das Atmungssystem mithilfe der Alexander-Technik »umzuerziehen«, half Michaela, die überflüssige Anspannung des Zwerchfells und anderer an der Atmung beteiligten Muskeln zu lösen. Michaela wurde aufgefordert, ihre Atmung zu beobachten, und zwar zuerst in Rückenlage und später beim Sitzen, Stehen, Gehen und Sprechen. Sie stellte fest, dass ihr Brustkorb im Verlauf der Woche flexibler wurde und sich die Rippen freier bewegten, als sie ganz bewusst zuließ, dass sich ihre Atemzüge vertieften. Das war etwas, das sie schon lange nicht mehr empfunden hatte, und es fühlte sich äußerst befreiend an.

Als Ergebnis empfand Michaela eine wesentlich größere Dehnbarkeit in ihrem Brustkorb und sie fühlte sich viel stärker im Einklang mit den inneren Bewegungen ihrer Atmung. Sie wurde sich des ungesunden Atemmusters bewusst, das sie sich in der frühen Kindheit angewöhnt hatte, und erkannte, dass sie beim Atmen die tief liegende Muskulatur oft völlig unnötig anspannte.

Allmählich lernte sie, die Muskeln im oberen Brustbereich, zwischen den Rippen, in ihrem Bauch und selbst die Beckenbodenmuskulatur zu entspannen. Außerdem fiel ihr auf, dass sie klarer denken konnte und insgesamt ruhiger und entspannter wurde. Als sie am folgenden Wochenende in den Hügeln rund um Los Angeles spazieren ging, fühlte sie sich völlig anders. So erinnert sie sich daran: »Ich erklomm die Hügel wie eine Bergziege. Ich fühlte mich so leicht und meine Bewegungen waren so mühelos; ich hatte wirklich das Gefühl, der zusätzliche Sauerstoff, den ich einatmete, verleihe mir eine viel größere Energie.«

Diese Erfahrung hat sie nie vergessen. Seitdem versucht Michaela, viel stärker auf ihre Atmung zu achten. Heute, 20 Jahre später, fühlt sie sich viel mehr im Einklang mit ihrer Atmung als je zuvor. Als Ergebnis ihrer Atemarbeit hat sie nun außerdem mehr Selbstvertrauen. Sie besitzt mehr Energie, um die Dinge zu tun, die ihr Spaß machen, und ihre Freunde haben ihr gesagt, sie sehe strahlender aus, was sie auf die größere Bewegungsfreiheit ihrer Rippen und ihres Bauches zurückführt, die die Sauerstoffzufuhr und den Sauerstofftransport durch den Körper verbessert hat.

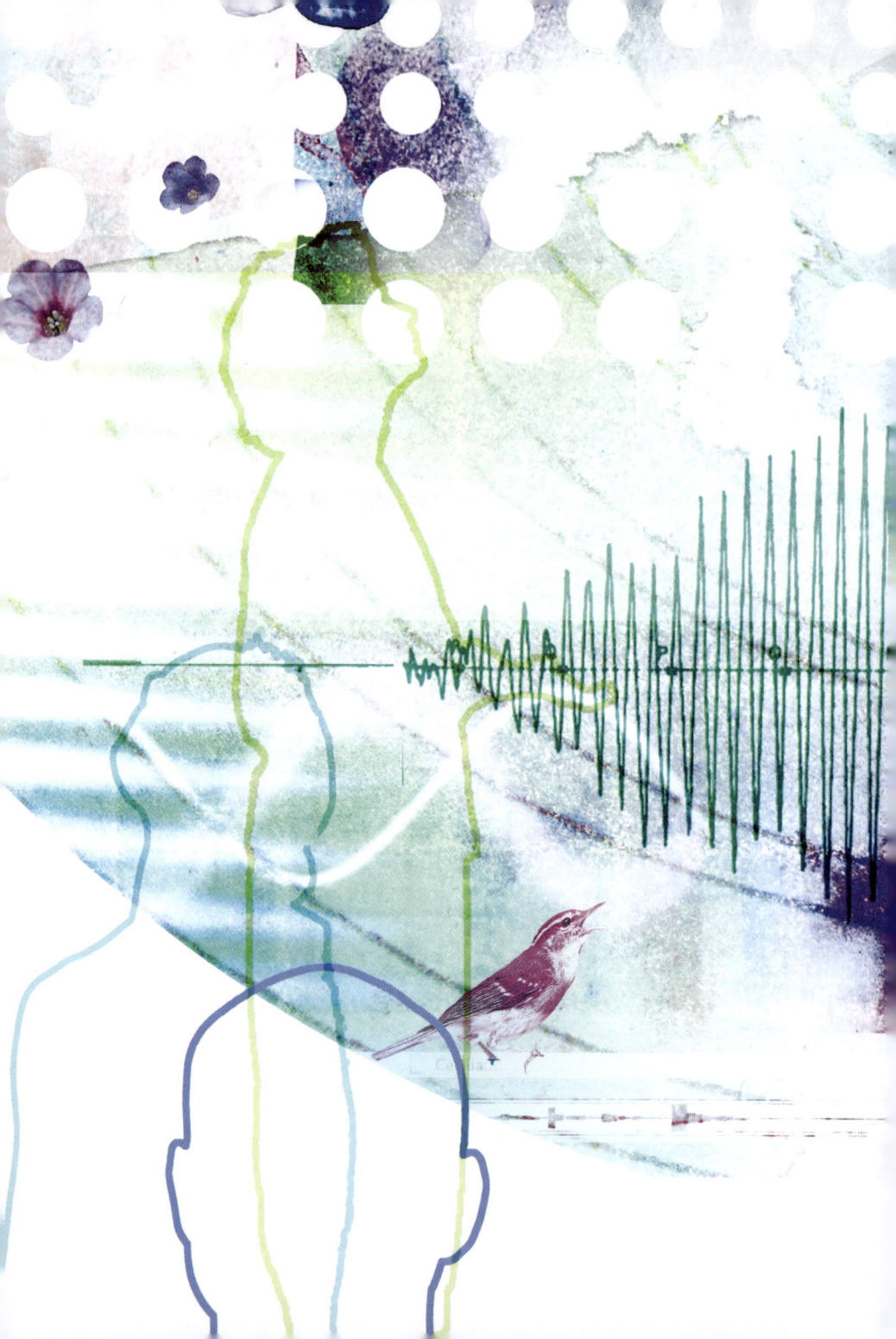

KAPITEL 8

Stimme und Atmung

······································

*Die menschliche Stimme ist das
schönste Instrument, aber es ist am
schwierigsten zu spielen.*

Richard Strauss

Finden Sie Ihre Stimme

Die Art und Weise, wie die menschliche Stimme arbeitet, ist wirklich unglaublich, wobei die Schönheit des Stimmklangs in seiner Flexibilität, Anpassungs- und Ausdrucksfähigkeit liegt. Tatsächlich sind sehr viele verschiedene Gesichts- und Kehlmuskeln nötig, um auch nur einen einzigen Satz hervorzubringen. Bei jedem ausgesprochenen Wort müssen der Kiefer, die

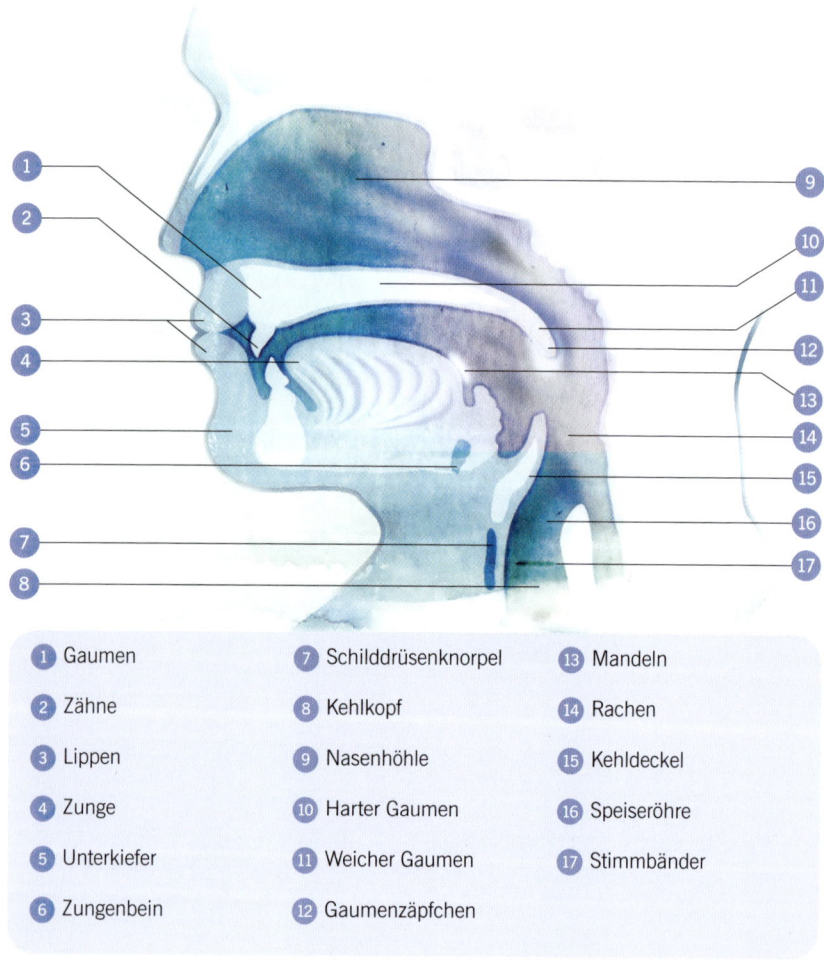

1 Gaumen	**7** Schilddrüsenknorpel	**13** Mandeln
2 Zähne	**8** Kehlkopf	**14** Rachen
3 Lippen	**9** Nasenhöhle	**15** Kehldeckel
4 Zunge	**10** Harter Gaumen	**16** Speiseröhre
5 Unterkiefer	**11** Weicher Gaumen	**17** Stimmbänder
6 Zungenbein	**12** Gaumenzäpfchen	

Zunge und die Lippen in perfekter Koordination zusammenarbeiten. Jeder einzelne dieser Muskeln besteht aus Hunderten und Tausenden von Muskelfasern. Jedes Wort beinhaltet ein einzigartiges Muster an Muskelbewegungen, wobei alle Informationen, die zur Aussprache jedes einzelnen Wortes nötig sind, in einem bestimmten sensorischen Bereich des Gehirns abgespeichert werden.

Die Stimme und der Ton, mit dem wir sprechen, verraten unsere Gedanken, Gefühle und emotionale Verfassung. Der Satz »Bist du heute auch beschäftigt?« kann ganz unterschiedliche Botschaften vermitteln, je nachdem, in welchem Ton er ausgesprochen wird. Der Ton kann Aufschluss darüber geben, ob wir glücklich oder traurig, verärgert oder ruhig, gelangweilt oder aufgeregt und dergleichen sind. Die amerikanische Schauspielerin, Dichterin und Sängerin Maya Angelou brachte es auf den Punkt, als sie sagte: »Worte bedeuten mehr als das, was schwarz auf weiß auf dem Papier steht. Die menschliche Stimme ist es, die ihnen eine tiefere Bedeutung verleiht.« Die Geschwindigkeit, der Ton und die Intensität (oder ihr Fehlen), mit der wir sprechen, drücken unseren Charakter, unser Temperament und unsere innere Verfassung aus. Unsere Sprechgewohnheiten prägen uns als Individuen und umgekehrt.

Mithilfe unserer Stimme kommunizieren wir mit anderen, und selbst wenn wir nicht singen, rezitieren oder in der Öffentlichkeit sprechen, ist eine gesunde Stimme wichtig für eine gute, klare Kommunikation. Genauso wie wir täglich unzählige Handlungen ausführen, ohne darüber nachzudenken, sprechen viele von uns auch, ohne je über ihre Stimme oder die Faktoren nachzudenken, die die Stimme überhaupt erst möglich machen. Die Funktionen der Stimme und die Elemente zu kennen, die an der Erzeugung eines Lautes beteiligt sind, kann für die Wahrung einer gesunden, effektiven Stimme überaus nützlich sein.

Zunächst schauen wir, wie die Stimme arbeitet:

Folgende sind die wichtigsten Komponenten, die an der Erzeugung der Stimme beteiligt sind:

○ *die Kraftquelle: die Lungen;*

○ *der Vibrationsmechanismus: die Stimmbänder;*

○ *die Resonanzkörper: die Kehle, der innere Mundraum und die Nase;*

○ *die Artikulationsorgane: Mund, Zunge, Zähne und Lippen.*

○ *Die Kraftquelle*

Die Kraft der Stimme beziehen wir aus der Luft, die wir ausatmen. Wie wir bereits gesehen haben, senkt sich das Zwerchfell beim Einatmen ab und der Brustkorb dehnt sich aus, damit Luft in die Lungen strömen kann. Wenn wir ausatmen, findet der umgekehrte Prozess statt. Das erzeugt einen Luftstrom, der durch die Luftröhre und die paarigen Stimmbänder im Kehlkopf fließt. Die Stimmbänder sorgen dafür, dass der vorbeiziehende Luftstrom Schwingungen erzeugt, und das sind die Wörter, die wir sprechen. Je stärker der Luftstrom ist, der durch den Kehlkopf fließt, desto kräftiger ist unsere Stimme – vorausgesetzt, die Resonanzkörper funktionieren entsprechend. Wenn wir einen gleichmäßigen, starken Luftstrom erzeugen, geben wir klare und kräftige Laute von uns. Einer der Faktoren, der sich maßgeblich auf die Erzeugung der Stimme auswirkt, ist daher die Art und Weise, wie wir atmen. Kurzum, ohne Atem kein Laut – selbst für ein Flüstern brauchen wir Atemluft.

ÜBUNG 25

- Versuchen Sie, Ihren Atem komplett anzuhalten, während Sie sagen:»In Spanien fällt der Regen zumeist in der Ebene.«

Sie werden feststellen, dass Sie überhaupt keinen Laut von sich geben. Wenn Sie einen Laut machen, ist das unbeabsichtigt und liegt daran, dass Luft durch die Stimmritze (auch Glottis genannt; das ist die Lücke zwischen den Stimmbändern) entwichen ist.

○ *Die Vibrationsmechanismen*

Der Kehlkopf befindet sich oberhalb der Luftröhre, wo auch der Adamsapfel sitzt. Im Kehlkopf befinden sich auch zwei Stimmbänder, die im Einklang miteinander arbeiten. Um einen Laut zu erzeugen, fließt der austretende Luftstrom durch den Kehlkopf und durch die Stimmbänder. Die Stimmbänder sind elastische Muskeln, die durch die hindurchströmende Luft in Schwingung versetzt werden. Sie können von 100- bis 1000-mal pro Sekunde vibrieren, abhängig von der Höhe des Lautes, den wir erzeugen. Die

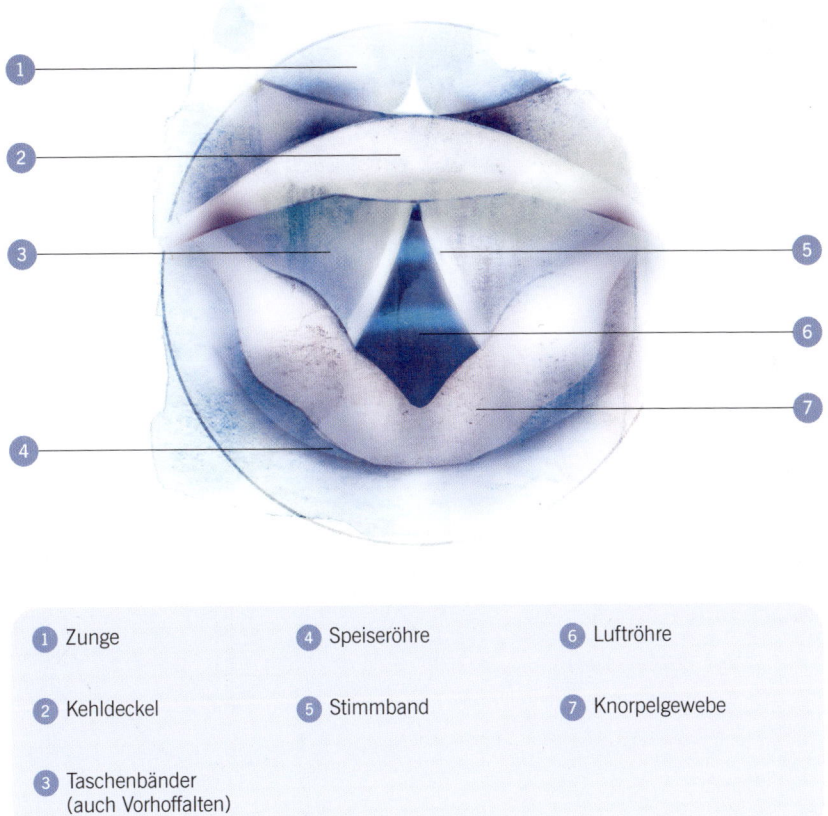

① Zunge	④ Speiseröhre	⑥ Luftröhre
② Kehldeckel	⑤ Stimmband	⑦ Knorpelgewebe
③ Taschenbänder (auch Vorhoffalten)		

Höhe hängt von der Länge, dem Volumen und der Spannung der Stimmbänder ab, die von anderen Muskeln im Kehlkopf gesteuert wird. Sie arbeiten ungefähr so wie ein Luftballon, aus dem Luft entweicht: Wenn Sie den Luftballon an seiner Öffnung anstechen und loslassen, entsteht eine Vibration, die einen hohen Quietschlaut erzeugt. Etwas Ähnliches geschieht, wenn Luft durch die Stimmlippen gepresst wird.

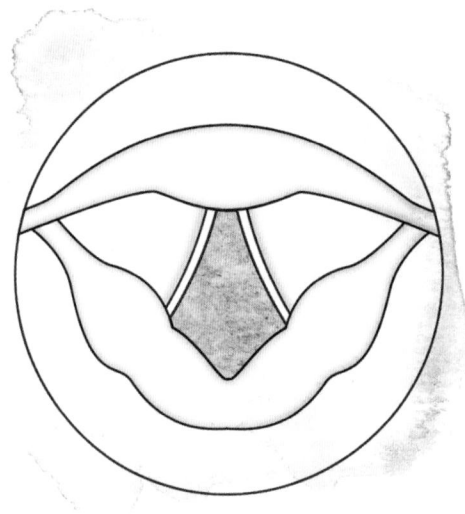

Beim Atmen öffnen sich die Stimmbänder

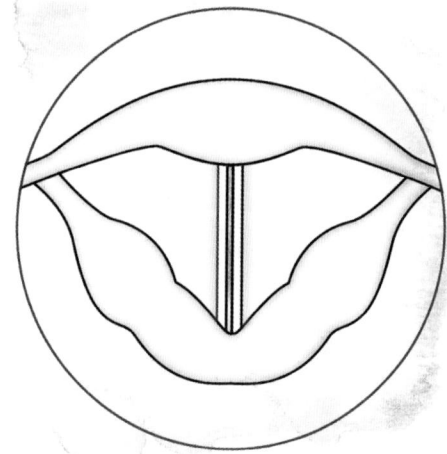

Beim Sprechen nähern sich die Stimmbänder einander an

Wenn wir normal atmen, sind die Stimmbänder voneinander getrennt, wenn wir dagegen sprechen oder singen, fügen sich die Stimmbänder zusammen, wodurch sie zu schwingen beginnen, und das erzeugt die Laute.

Der Grund, warum Männer üblicherweise tiefere Stimmen haben als Frauen, liegt an der Größe der Kehlkopfstruktur und der Länge der Stimmbänder. Die Stimmbänder eines erwachsenen Mannes sind üblicherweise zwischen 17 und 23 Millimeter lang, wohingegen die Stimmbänder einer Frau zwischen 12,5 und 17 Millimeter messen. Dieser Unterschied bewirkt, dass die Stimmfrequenz eines Mannes ungefähr 125 Hertz und die einer Frau rund 210 Hertz beträgt. Die Stimmbänder von Kindern sind kürzer als die ihrer Eltern; ihre Stimmfrequenz liegt oft über 300 Hertz.

Die Stimmbänder selbst erzeugen lediglich einen Laut, der einem schwachen Summen gleicht, so wie das Mundstück einer Trompete. Deshalb brauchen wir die Resonanzkörper, die diese Laute in Wörter verwandeln.

ÜBUNG 26

- Versuchen Sie, mit sanft geschlossenen Lippen zu summen.
- Achten Sie auf die Vibration in Ihrer Kehle, Ihrem Mund, Ihren Lippen und sogar Ihrer Nase. Die gesamte Vibration geht von den Stimmbändern aus, die sich viele Hundertmal pro Sekunde bewegen.

○ *Die Resonanzkörper*

Der von den Stimmbändern erzeugte Laut wird verstärkt und modifiziert von den Hohlräumen, die sich oberhalb der Stimmbänder befinden, darunter die Kehle, der Mund und die Nase, die alle Teil des Resonanzsystems sind. Dort werden das Volumen der Laute und ihre Kraft erzeugt. Anatomisch betrachtet sind die drei Hauptresonanzbereiche die Mundhöhle, die Nasenhöhle und die Rachenhöhle.

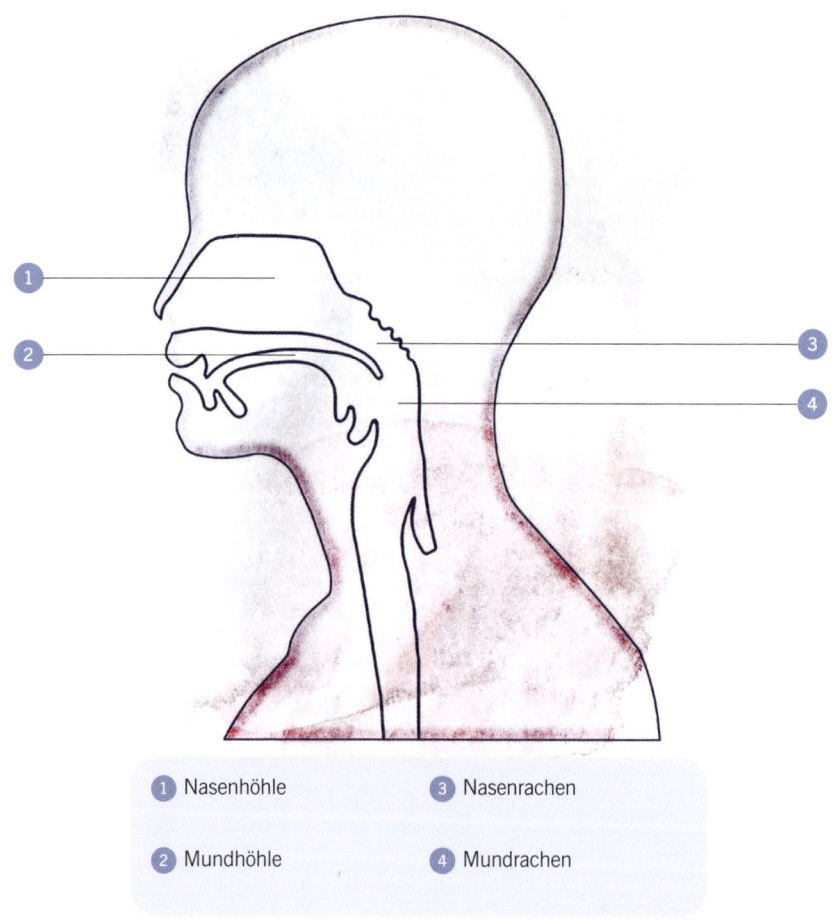

1. Nasenhöhle   3. Nasenrachen

2. Mundhöhle   4. Mundrachen

Die Nasen-, Mund- und Rachenhöhle verleihen der Stimme ihre besondere Qualität wie zum Beispiel den Ton, die Klangfarbe und das Volumen. Diese Hohlräume lassen sich mit einem Blasinstrument vergleichen, beispielsweise mit einer Posaune. Damit der Posaunist dem Instrument einen Ton entlocken kann, muss die Luft von den Lungen über den Mund zu den Lippen fließen, wo sie bei Eintritt in das Mundstück zu vibrieren beginnt und einen Ton erzeugt, der von dem Instrumentenkörper verstärkt wird. Auf ähnliche Weise ist die menschliche Stimme so angelegt, dass sie alle Laute hervorbringen kann, die wir erzeugen. Denken Sie nur an das gesamte Spektrum an unterschiedlichen Lauten, die wir mit unserer Stimme erzeugen können: Flüstern, Sprechen, Rezitieren, Singen, Rufen, Schreien und dergleichen.

ÜBUNG 27

- Machen Sie einen singenden »Ah«-Laut und öffnen Sie dabei erst immer weiter den Mund, indem Sie Ihren Unterkiefer absinken lassen, und dann ziehen Sie die Mundöffnung in die Breite – am besten, indem Sie die Lippen auseinanderziehen.

Achten Sie während der Übung darauf, wie sich der Klang des »Ah« verändert.

○ *Die Artikulationsorgane oder Sprachinstrumente*

Die Sprachlaute werden unter Einsatz der Zunge, der Lippen, der Zähne und des Kiefers erzeugt. Die von den Stimmbändern erzeugten Laute werden von den Bewegungen der Artikulationsorgane ständig geformt und verändert. Abhängig von den Mund- und Zungenbewegungen können sie ein breites Spektrum an unterschiedlichen Lauten und Wörtern produzieren.

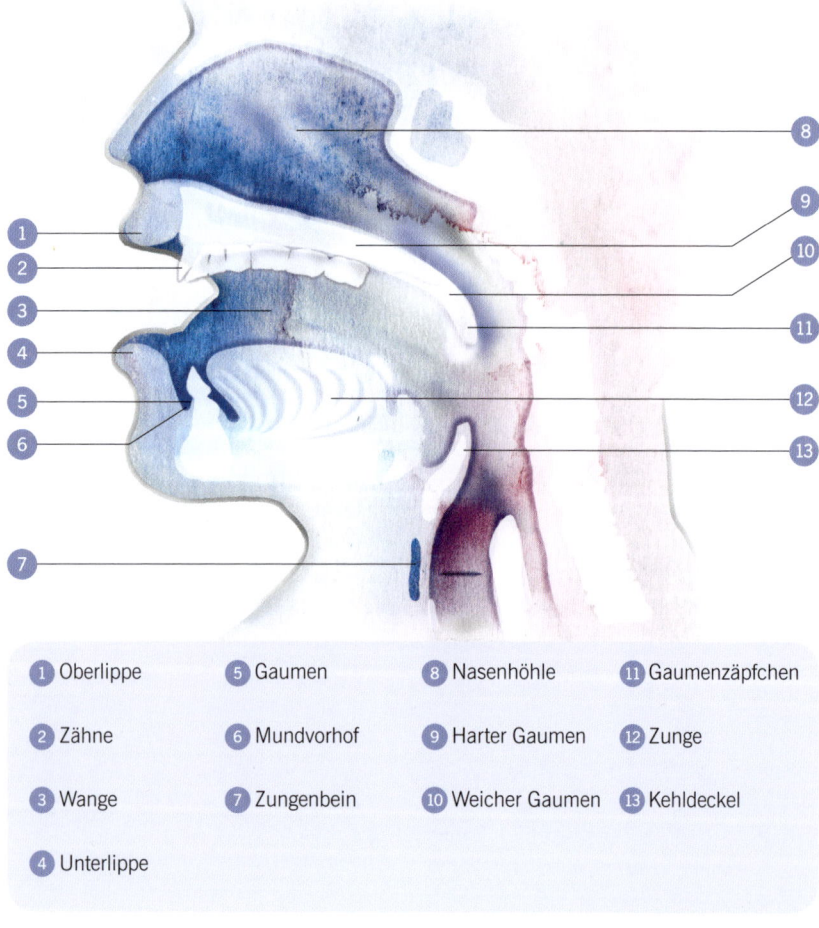

1 Oberlippe	**5** Gaumen	**8** Nasenhöhle	**11** Gaumenzäpfchen
2 Zähne	**6** Mundvorhof	**9** Harter Gaumen	**12** Zunge
3 Wange	**7** Zungenbein	**10** Weicher Gaumen	**13** Kehldeckel
4 Unterlippe			

ÜBUNG 28

- Sprechen Sie denselben Satz wie in Übung 25:»In Spanien fällt der Regen zumeist in der Ebene.« Dieses Mal beißen Sie dabei jedoch die Zähne aufeinander und versuchen, Ihre Zunge und Ihre Lippen nicht zu bewegen.

Nun können Sie sehen, welche Laute wir erzeugen würden, wenn unsere Stimme keine Resonanzkörper hätte. Wir würden uns gegenseitig nicht verstehen!

ÜBUNG 29

- Spielen Sie für diese Übung einfach mit den Lauten, die Sie erzeugen können. Sie könnten mit einem vokalisierten »Ah« beginnen, dann in ein »Eee« übergehen, aus dem anschließend ein »Ooh« wird und schließlich ein »Lii«, wobei Sie jeweils auf die Veränderungen achten, die bei jedem Laut geschehen.

Können Sie spüren, wie die Vibration in bestimmten Hohlräumen stärker wird? Mithilfe dieser Experimente erfahren Sie die vielen unterschiedlichen Laute, die wir erzeugen können.

Bei einer gesunden Stimme arbeiten die vier Hauptkomponenten harmonisch zusammen, sodass wir beim Sprechen oder Singen mühelos alle möglichen Laute erzeugen. Ohne Ihren Atem würden Sie jedoch kein einziges Wort aussprechen können. Jeder Eingriff in Ihre Atmung in Form einer übertriebenen Muskelanspannung in irgendeinem Bereich Ihres Körpers wird sich unmittelbar auf Ihre Stimme auswirken.

FALLSTUDIE *Ann*

Die ersten Atemprobleme bekam Ann als Kleinkind. Ihre Mutter saß die ganze Nacht an ihrem Bett, aus Sorge, dass sie im Schlaf aufhören würde zu atmen. Ungefähr zu dieser Zeit wurde bei Ann asthmatische Bronchitis diagnostiziert. Jedes Mal, wenn sie sich erkältete, bekam sie eine schwere Bronchitis und einen pfeifenden Atem. Wegen ihrer dauernden Krankheiten verpasste sie fast 50 Tage im Kindergarten. Und sie erinnert sich ganz genau daran, wie sie nachts mit dem Atmen kämpfte, während alle anderen schliefen.

Als Ann in die Pubertät kam, wurden die schlimmen Bronchitisanfälle weniger, aber sie litt nach wie vor unter Asthma. Zu dieser Zeit gehörte sie dem Kirchenchor an und war auch im Schulchor sehr aktiv. Aufgrund ihrer Schüchternheit sang sie am liebsten in einer Gruppe oder sang Volkslieder mit ihrer Gitarre, weil sie sich dann sicherer fühlte. Als sie später an einer Hochschule für freie Künste studierte, musste sie vor einem großen Publikum Soli singen, und das verstärkte ihre Anspannung. Sie erinnert sich, dass sie Mühe hatte, genügend Luft zu bekommen, um einen freien Laut von sich zu geben. Aus ihrer Anspannung heraus zog sie ihre Schultern derart hoch, dass sie sich wie »Ohrringe« anfühlten. Als sie in Begleitung des Hochschulchors ein längeres Solo singen sollte, hatte sie an einem bestimmten Punkt das Gefühl, als sitze ein Softball in ihrer rechten Schulter. Zu ihrem Erstaunen schaffte sie es trotzdem zu singen.

Heute ist klar, dass die körperlichen Angewohnheiten, die Ann in jungen Jahren entwickelt hatte, ihr Selbstvertrauen und ihre Fähigkeit beeinträchtigt hatten, mühelos tiefe Atemzüge zu machen, um ihren Gesang kraftvoll zu unterstützen. Ihre Kehle verkrampfte sich, und am Ende einer Darbietung war sie erschöpft. Lange Zeit hatte sie Mühe mit dem Vorsingen, an das sie sich hinterher kaum erinnern konnte.

Mit 30 Jahren begann sie bei einer Frau, die zu der Zeit eine Ausbildung als Lehrerin für die Alexander-Technik absolvierte, die Stimmbildung zu studieren. An einem Wochenende traf sich eine kleine Gruppe ihrer Studenten, darunter auch Ann, bei ihr zu Hause, um einen Workshop abzuhalten, der von einer Gastlehrerin aus New York namens Beret Arcaya gelehrt wurde. Im Verlauf dieses Workshops erklärte Beret die Konzepte der Technik und arbeitete mit jedem einzelnen Studenten der Gruppe. Für Ann war es, als sei endlich das fehlende Puzzleteil aufgetaucht. Innerhalb weniger Stunden veränderte sich ihr Verständnis von Atmung, Gesang und Darbietung völlig. Sie erkannte, dass die Antworten auf all ihre Fragen direkt vor ihr lagen. Und so drückte sie ihre neuen Erkenntnisse aus: »Auf die Gefahr hin, dass ich melodramatisch klinge: Ich hatte das Gefühl, als habe die Alexander-Technik mein Leben gerettet. Über die Identifizierung meiner schädlichen Gewohnheiten lernte ich, im Augenblick präsent zu sein, mich selbst zur Ruhe zu bringen und meiner Stimme und meiner Atmung zu vertrauen. Über die Arbeit mit einem fürsorglichen Profi, die zugleich Sängerin war, fand ich meinen Platz in der Welt. Zum ersten Mal im Leben war ich geerdet.«

In den darauffolgenden Alexander-Sitzungen begann Ann, die Jahre der Muskelanspannung und der falschen Angewohnheiten abzuwerfen. Sie begann das Singen als solches zu genießen und nicht nur das Ergebnis. So wurde sie deutlich ruhiger und war während ihrer Darbietungen präsenter. Ihr wurde klar, dass ihr Lampenfieber nur zum Teil in ihrem Wunsch, sich vor anderen zu beweisen, wurzelte. Der andere Teil ging auf ihre Körperhaltung und schädliche Atemgewohnheiten zurück. Mithilfe der Alexander-Technik veränderte sich ihre Atmung, mit dem positiven Ergebnis, dass sie trotz ihrer saisonbedingten Allergien nur noch selten Bronchitisanfälle erlitt. Ann immatrikulierte sich für ein Promotionsprogramm und stellte fest, dass sie mit Selbstvertrauen vor großen Gruppen von Menschen sprechen und unterrichten konnte. Sie liebte es, in unterschiedlichen Räumlichkeiten zu singen, und hatte das Gefühl, sie habe sich selbst das bemerkenswerte Geschenk einer neuen Geisteshaltung gemacht.

Schließlich promovierte Ann in musischen Künsten und fand eine Stelle als Stimmlehrerin an einer kleinen Schule für freie Künste. Die Musikfakultät unterstützte sie bei ihrem Vorhaben, Lehrerin für Alexander-Technik zu werden. Alle grundlegenden Alexander-Prinzipien halfen ihr dabei, eine bessere Stimmlehrerin zu werden. Außerdem stellte sie fest, dass ihre Studenten ein besseres Gefühl für die Selbststeuerung entwickelten, wenn sie sich der Gewohnheiten bewusst wurden, die sie davon abhielten, die ganze Schönheit ihrer Stimmen zum Ausdruck zu bringen. Sie konnte in ihren Studenten genau die gleiche Transformation beobachten, die sie selbst viele Jahre zuvor erlebt hatte. Tatsächlich sagten ihr viele ihrer ehemaligen Studenten, das Wichtigste, das sie aus ihrem Unterricht mitgenommen hätten, seien die Dinge gewesen, die sie über die Alexander-Technik gelernt hätten.

Ann sagt: »Ich kann den Alexander-Lehrern, mit denen ich gearbeitet habe, und für die Freude, die mir meine persönliche Entwicklung und die Möglichkeit, mein Wissen mit anderen zu teilen, bereitet hat, gar nicht dankbar genug sein! Ein bewusstes und präsentes Leben im Einklang mit sich selbst ist ein freudvolles Leben, und es macht großen Spaß, das mit anderen zu teilen. Ich wünschte nur, ich hätte die Alexander-Technik bereits viel früher gelernt. Ich glaube, das hätte eine tief greifende Wirkung auf die Ausbildung meiner Atmung und meines Gesangs gehabt. Ich wäre eine viel ausdrucksvollere und heiterere Sängerin gewesen.«

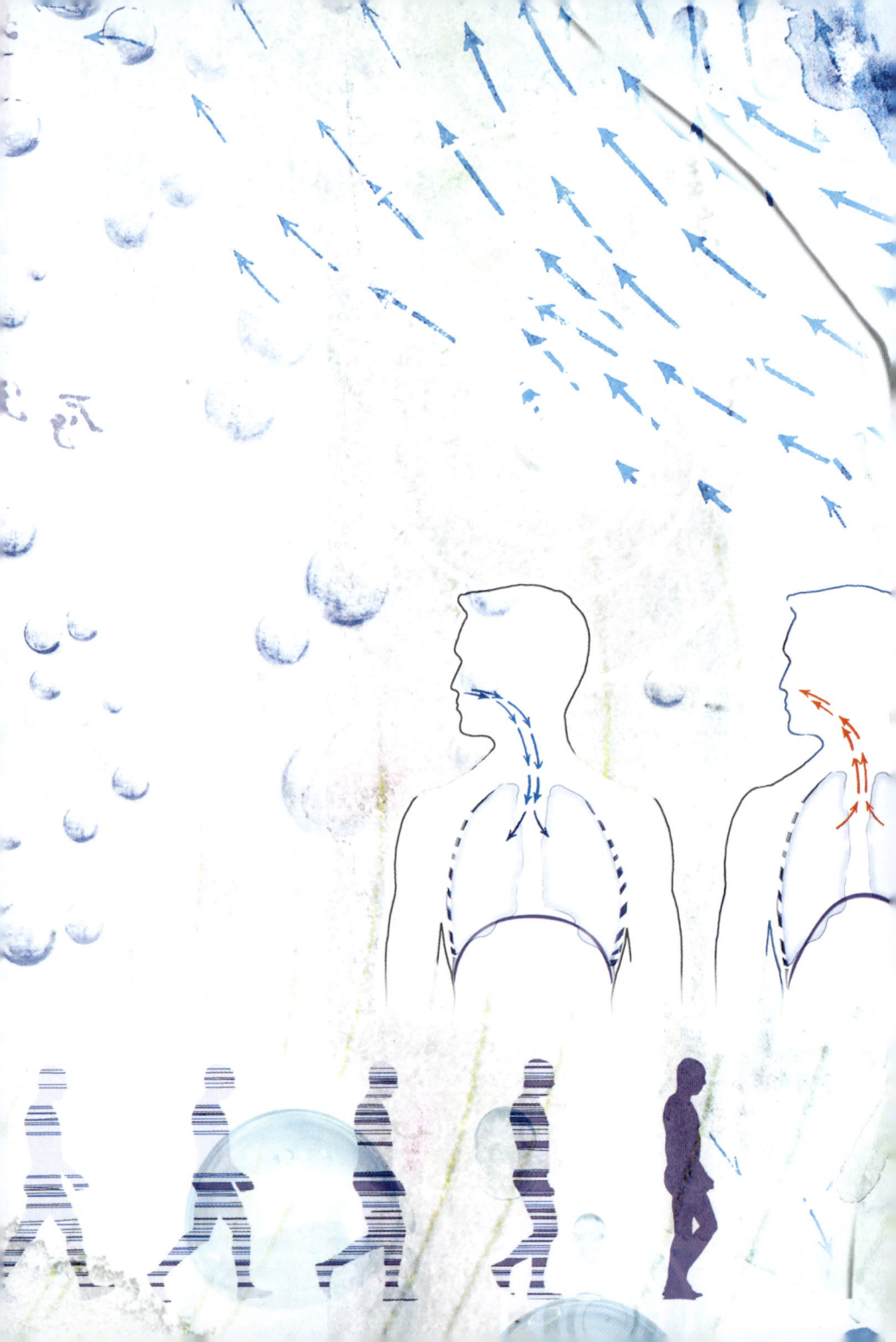

KAPITEL 9

Müheloses Atmen ohne Muskelanspannung

....

*Es herrscht die weitverbreitete Überzeugung, dass
wir nur mit unseren Lungen atmen, tatsächlich ist
an der Atmung aber der gesamte Körper beteiligt.
Die Lungen spielen im Atemprozess eine passive
Rolle. Ihre Ausdehnung wird von einer Verlängerung
der Brusthöhle ausgelöst, die zum größten Teil in
Richtung Bauch geschieht, und sie falten sich wieder
zusammen, wenn sich die Brusthöhle wieder
verkleinert. An einer korrekten Atmung sind die
Kopf-, Nacken-, Brust- und Bauchmuskeln beteiligt.
Es lässt sich nachweisen, dass eine chronische
Anspannung der Muskulatur in irgendeinem Bereich
des Körpers die natürlichen Atembewegungen
beeinträchtigt.*

Alexander Lowen

Wie Sie Muskelanspannungen lösen

Mithilfe der in Kapitel 7 vorgestellten Übungen können wir unsere Atmung bis zu einem gewissen Grad verbessern. Aber nur, wenn wir die Muskelanspannung im gesamten Körper lösen, kann unsere Atmung so arbeiten, wie es von der Natur vorgesehen ist. Die Atmung wird – zu ihrem Nutzen oder Schaden – von allen unseren Handlungen beeinflusst. Wenn wir diese Handlungen mit übertriebener Muskelanspannung ausführen, wird unsere Atmung zweifellos behindert. Wird diese Spannung dagegen auf ein Minimum reduziert, kann unser Atem frei fließen.

Unsere Muskeln brauchen Energie, um ordnungsgemäß funktionieren zu können, und daher benötigen sie viel Sauerstoff. Wir können die Wirkung der Körperbewegung auf die Atmung leicht erkennen, wenn wir plötzlich einem Bus hinterherlaufen oder im Eilschritt eine Treppe erklimmen müssen. In kürzester Zeit beschleunigt sich unsere Atmung, um die Sauerstoffzufuhr zu erhöhen. Das geschieht bei jeder Bewegung, aber wenn es sich um kleinere Bewegungen handelt, fällt uns der Unterschied nicht einmal auf, da er kaum spürbar ist. Daran wird deutlich, dass die Art und Weise, wie wir unseren Körper einsetzen, unsere Atmung in hohem Maße beeinflussen kann. Wenn wir unsere Muskeln bei unseren alltäglichen Bewegungen – zum Beispiel beim Gehen, Sprechen, Sitzen oder beim Anheben von Gegenständen – zu stark anspannen, verbrauchen diese wesentlich mehr Sauerstoff, als wenn wir dieselben Bewegungen effizient ausführen.

Der gewohnheitsmäßige Missbrauch unseres Körpers über viele Jahre hinweg kann den natürlichen Atemmechanismus schwer beeinträchtigen. Mithilfe der Alexander-Technik lernen wir, unsere täglichen Handlungen effizienter und müheloser auszuführen. Das erlaubt uns, die übertriebene Muskelanspannung zu lösen und die allgemeine Belastung unseres Körpers zu senken. Das wiederum fördert eine gesunde Atmung.

»Die Art und Weise, wie wir unseren Körper einsetzen, kann große Auswirkungen auf unsere Atmung haben.«

Machen Sie es sich leicht

Viele Menschen sind verblüfft, wenn sie entdecken, wie viel unnötige Anstrengung sie in simple Handlungen wie Sitzen oder Stehen investieren. Sehen Sie sich nur einmal um, und Sie werden feststellen, dass selbst das Hinsetzen und Aufstehen für manche Menschen eine unnötige Anstrengung ist. Tatsächlich kommt es häufig vor, dass Menschen sich schon durch das Aufheben leichter Gegenstände vom Boden – zum Beispiel von einem Bleistift oder einem Blatt Papier – schwere Schäden an den Rückenmuskeln, Rückennerven oder den Bandscheiben zuziehen. Stellen Sie sich nur vor, was diese Art Anspannung an der Atmung ausrichtet!

Wie in Kapitel 5 besprochen, leben wir in einem »hochdynamischen Zeitalter«. Viele von uns sind in einer Umgebung aufgewachsen, die von Zeit- und Ergebnisdruck beherrscht wird und in der unsere Handlungen oft von unserem Kampf-oder-Flucht-Reflex bestimmt sind. Am Ende führen wir alle Handlungen mit exzessiver Anspannung durch, und irgendwann wird das unser normaler Lebensstil. Das kann so weit gehen, dass Menschen selbst im Schlaf mit den Zähnen knirschen.

Der Hauptgrund, aus dem wir die Anspannung nicht bemerken, ist, dass sie nicht plötzlich, sondern allmählich zunimmt. Erst wenn wir Schmerzen verspüren, merken wir: Oje, irgendetwas stimmt nicht. Doch selbst dann erkennen wir oft nicht, dass es unsere eigene Anspannung ist, die das Problem verursacht. Wir glauben, wir müssten lernen, mit diesen Beschwerden – zum Beispiel Schmerzen in den Knien oder im Rücken – zu leben. Die Wahrheit ist, dass wir unserem Rücken, unseren Knien oder den zahlreichen anderen Bereichen, in denen Menschen Schmerzen oder Unbehagen verspüren, etwas antun. Und schließlich beginnt diese exzessive Belastung, unsere natürliche Atemkoordination, unsere Körperhaltung und vor allem unsere Atmung zu beeinträchtigen.

Die meisten von uns haben nicht die leiseste Vorstellung von den schädlichen Auswirkungen, die körperbelastende Bewegungsmuster auf den gesamten Körper haben. Wir merken zwar, dass irgendetwas nicht stimmt, aber wir können uns den Grund nicht erklären. Selbst die modernsten medizinischen Diagnoseverfahren wie Röntgen, CAT-Scans und andere bildgebende Verfahren zeigen nicht die große Anspannung, unter der unsere Muskeln stehen. Wenn unser Körper nicht mehr normal funktioniert, können wir eine ganze Batterie an Ärzten aufsuchen, in der Hoffnung, eine Antwort zu erhalten. Allerdings können sie uns meistens keine befriedigende Erklärung geben. Und nur selten stellen wir uns die Frage: Was ist es, das ich mir selbst antue, das diese Schmerzen verursacht?

Die eigenen Muster der Körperbewegung verstehen

Mit dem Erlernen der Alexander-Technik beginnen wir zu verstehen, dass wir selbst für unsere Schmerzen verantwortlich sind, weil wir unser gesamtes Muskelsystem zu stark anspannen. Wenn wir lernen, die Muskelanspannung zu lösen, verschwinden die Schmerzen von alleine. Weil uns die übertriebene Muskelanspannung zur Gewohnheit wird, kann es schwierig sein, sie ohne fremde Hilfe zu lösen. Im Verlauf der Jahre gewöhnen wir uns an ein bestimmtes Maß an Körperstress und akzeptieren ihn als Teil unseres Selbst. Die folgenden beiden Übungen können dabei helfen, die Macht der Gewohnheit in unseren Bewegungsmustern zu verstehen.

ÜBUNG 30

1. Stellen Sie sich vor einen Spiegel
2. Verschränken Sie schnell die Arme, wie Sie es für gewöhnlich tun.
3. Achten Sie darauf, welcher Arm sich oben befindet, welche Hand Sie untergeschlagen haben und welche obenauf liegt.
4. Verschränken Sie nun die Arme in umgekehrter Weise, sodass der andere Arm untergeschlagen ist, die zuvor untergeschlagene Hand obenauf liegt und die obere Hand nun untergeschlagen ist. (Wenn Ihnen das leichtfällt, achten Sie darauf, dass Sie die Arme nicht unbewusst so verschränkt haben, wie Sie es immer machen.)

»Wir beginnen zu verstehen, dass wir für unsere Schmerzen selbst verantwortlich sind.«

ÜBUNG 31

1. Pressen Sie mit der Hand, die Sie für gewöhnlich verwenden, eine Zitrone oder Orange aus.
2. Machen Sie das Gleiche nun mit der anderen Hand.

Achten Sie auf die Unterschiede in Ihren Bewegungen.

Es kann sich sehr merkwürdig anfühlen, diese Bewegungen auf ungewohnte Weise auszuführen, aber mit ein wenig Übung werden sie sich bald normal anfühlen.

Mit der Gewohnheit brechen

Je mehr uns eine Gewohnheit in Fleisch und Blut übergeht, desto stärker behindert sie unsere Atmung. Mit der Zeit kann es geschehen, dass die Atmung als Reaktion darauf immer schneller und flacher wird. Schließlich wird uns diese Atmung zur Gewohnheit, und als Folge daraus glauben wir, eine flache oder beschleunigte Atmung sei normal. Um leicht und natürlich atmen zu können, brauchen wir ein Muskelsystem, das nicht chronisch angespannt ist – das Zwerchfell, der Brustkasten und die Lungen müssen sich frei und ohne Anstrengung bewegen können. Zu lernen, wie man eine unerwünschte Muskelanspannung löst, ist ein wichtiger Schritt, um eine auf natürliche Weise koordinierte Atmung zu ermöglichen. Das funktioniert auch umgekehrt: Indem Sie sich Ihre Atmung bewusst machen, können Sie sich auch Ihre Bewegungsmuster besser bewusst machen. Und dann fällt Ihnen vielleicht auf, dass Sie Ihren Körper bei der Bewegung zu stark belasten. Ein gutes Beispiel für die schädliche Wirkung, die der falsche Einsatz unseres Körpers auf die Atmung haben kann, ist der ganz gewöhnliche Vorgang, einen Gegenstand vom Boden aufzuheben. Probieren Sie folgende Übung aus:

ÜBUNG 32

1. Legen Sie einen Stift auf einen niedrigen Stuhl und stellen Sie sich vor den Stuhl.
2. Flüstern Sie beim Ausatmen einen hörbaren »Ah«-Laut und heben Sie den Stift auf, ohne die Knie zu beugen. Sie werden wahrscheinlich feststellen, dass es Ihnen sehr schwerfallen wird, dabei zu atmen, oder dass Sie dabei sogar den Atem anhalten.
3. Wiederholen Sie den zweiten Schritt, aber dieses Mal beugen Sie beim Aufheben des Stiftes Ihre Hüften, Knie und Ihr Fußgelenk.

Viele von uns beugen gewohnheitsmäßig den Rücken und halten die Beine steif durchgedrückt und die Hüften und die Fußgelenke unbeweglich. Sie sollten außerdem feststellen, dass sich Ihre Atmung viel freier anfühlt, wenn Sie die Knie beugen anstatt den Rücken.

Bewusst innehalten

Das bewusste Innehalten (ein wichtiges Prinzip der Alexander-Technik, das in den Kapiteln 3 und 6 vorgestellt wurde) ist eine kurze Pause, die Sie vor einer Körperbewegung einlegen. Wenn Sie lernen, kurz innezuhalten und sich vor der Ausführung einer Alltagsbewegung Ihre Atmung bewusst zu machen, kann das dazu beitragen, diese Bewegung bewusster auszuführen. Das wiederum hilft Ihnen, sich mit größerer Leichtigkeit und geringerem Energieaufwand zu bewegen, mit der Folge, dass Sie am Ende des Tages mehr Energie haben. Viele Menschen, die sich mithilfe der Alexander-Technik bewusst bewegen, stellen fest, dass sich ihre Atmung erheblich verbessert und sie als Ergebnis mehr Vitalität verspüren, was sich positiv auf ihre Lebensqualität auswirkt. Einer der Gründe, warum Kinder endlose Energiereserven zu haben scheinen, ist, dass sie sich so koordiniert und effizient bewegen und atmen, dass sie weniger überflüssige Energie verschwenden als Erwachsene.

Im Verlauf des Lebens entwickeln wir körperliche, geistige und emotionale Verhaltensmuster. Anderen Menschen fallen diese eher auf als uns selbst. Wir reagieren auf einen Reiz auf eine ganz bestimmte Weise, unabhängig davon, ob unsere Reaktion situationsadäquat ist. Da viele dieser stereotypen Bewegungsmuster unterhalb der Bewusstseinsschwelle ablaufen, wiederholen wir sie immer wieder, ohne es zu bemerken.

Indem wir einfach einen kurzen Moment innehalten, um über die leichteste und effizienteste Bewegungsausführung nachzudenken, vermeiden wir nicht nur, dass wir uns selbst unnötig unter Stress setzen, sondern schützen uns auch vor vielen Langzeitschäden. Bewährte Sprichworte wie »Wer es eilig hat, soll langsam gehen« und »In der Ruhe liegt die Kraft« haben in unserem hektischen Zeitalter einen großen Wert. Wir können lernen, unsere Atemgewohnheiten aufzugeben, sobald wir uns ihrer bewusst sind.

ÜBUNG 33

1. Machen Sie einige Atemzüge und achten Sie dabei bewusst auf Ihre Atmung. Nach dem dritten oder vierten Ausatmen halten Sie ein oder zwei Sekunden inne, bevor Sie erneut einatmen. Lassen Sie zu, dass das Einatmen auf natürliche Weise von selbst geschieht, ohne dass Sie aktiv Luft holen oder auf andere Weise eingreifen.

2. Wiederholen Sie den ersten Schritt mehrmals und widerstehen Sie jeder Versuchung, bewusst Luft zu holen.

HINWEIS: Es ist wichtig zu erkennen, dass Sie nicht den Atemmechanismus hemmen; vielmehr halten Sie bewusst inne, um die weitverbreitete Gewohnheit zu hemmen, mit unnötigem Muskeleinsatz Luft zu holen.

Hier eine weitere nützliche Übung zum bewussten Innehalten:

ÜBUNG 34

1. Lesen Sie einige Sätze aus diesem Buch laut und atmen Sie durch den Mund, wenn Sie atmen müssen.
2. Lesen Sie erneut einige Sätze laut, aber atmen Sie dieses Mal durch die Nase.

Die Art zu atmen, die sich für Sie normal anfühlt, ist wahrscheinlich die, die Sie gewohnheitsmäßig praktizieren.

Es ist viel besser, durch die Nase zu atmen, weil sie mit feinen Härchen ausgekleidet ist, die Staub und andere Partikel aus der Luft auffangen und die Luft filtern, bevor sie in die Lungen gelangt. Gleichzeitig wärmen die Nase und die Nasenhöhlen die Luft an, sodass keine kalte Luft in die Lungen strömt. Außerdem trägt die Nasenatmung dazu bei, die Nebenhöhlen frei zu halten. Die Nasenatmung, die kleine Kinder auf natürliche Weise machen, ist also in mehrfacher Hinsicht wesentlich gesünder als die Mundatmung.

»Wir können lernen, unsere Atemgewohnheiten
zu hemmen, sobald wir sie kennen.«

Wie man schlechte Angewohnheiten wieder verlernt

Man könnte sagen, die Alexander-Technik sei weniger ein Prozess, in dem etwas völlig Neues erlernt wird, als eine Technik, um uns an etwas zu erinnern, das schon lange in Vergessenheit geraten ist. Als Kinder haben wir alle auf natürliche Weise geatmet. Man könnte die Alexander-Technik daher als Prozess des Verlernens von schlechten Haltungsgewohnheiten oder als »psycho-physische Umerziehung« bezeichnen. Dieser Prozess hat weitreichende Konsequenzen, weil Sie am Ende in der Lage sein werden, auf jede Lebenssituation angemessen zu reagieren und auf diese Weise Stress oder Krankheiten zu verhindern. Alexander sagte einst, die Menschen entschieden nicht über ihre Zukunft, sondern sie entschieden über ihre Gewohnheiten, und diese entschieden über ihre Zukunft. Das bedeutet, die Gewohnheiten, die wir heute annehmen, werden in der Zukunft ihren Tribut verlangen, es sei denn, wir würden uns unsere Gewohnheiten bewusst machen und bewusst entscheiden, was wir wollen und was nicht.

Alexander sagte auch, man solle aufhören, das Falsche zu tun, und dann geschehe das Richtige von alleine. Anders ausgedrückt: Wenn wir aufhören, unseren angeborenen Atemmechanismus zu behindern, werden wir mit maximaler Effizienz und Mühelosigkeit auf natürliche Weise atmen. Schon nach ein oder zwei Schulungssitzungen berichten die meisten Menschen, sie fühlten sich leichter, könnten freier atmen und verspürten ein größeres Wohlbefinden. Zunächst ist dieses Gefühl nur vorübergehend, aber im Verlauf der weiteren Sitzungen wird es schließlich zu einem allgemeinen, dauerhaften Lebensgefühl. Viele Menschen, die ich unterrichtet habe, haben mir gesagt, sie hätten den natürlichen Rhythmus einer gesunden Atmung ohne jede Anstrengung erlebt. Wenn Sie irgend können, möchte ich Sie dazu ermutigen, ein Seminar über die Alexander-Technik zu belegen, denn Sie werden feststellen, wie sehr sich dadurch Ihre Atmung verbessern wird.

»Als Kinder haben wir alle
auf natürliche Weise geatmet.«

FALLSTUDIE *Tina*

Tina nahm schon seit einigen Monaten an einem Kurs über die Alexander-Technik teil, als ein wichtiges Ereignis ihre Atmung veränderte. Es geschah während eines Workshops mit ihrer Lehrerin Barbara Conable. Während sie eine Übung zur bewussteren Körperwahrnehmung machte, entdeckte sie, dass sie ihren Brustkorb beim Einatmen nicht sich ausdehnen ließ, sondern das Gegenteil machte, nämlich ihre Schulterblätter zusammenzog und ihren Rücken damit verengte. Tina war so von diesem Widerspruch fasziniert, dass sie sich später sofort meldete, als Barbara um einen Freiwilligen bat, an dem sie auf dem Lehrtisch einige Atemübungen demonstrieren konnte.

Tina lag in Bauchlage mit dem Gesicht auf dem Tisch. Unter dem oberen Brustbereich lag ein Kissen, und Barbara sagte ihr, sie solle ganz bewusst ein- und ausatmen und dabei »Ah« flüstern. Gleichzeitig half Barbara ihr, ihren Nacken zu entspannen, sodass sich ihr Kopf von der oberen Wirbelsäule frei machen konnte. Dadurch konnten sich ihr Rücken in die Länge strecken und die Rippen ausdehnen. Nach einigen Atemzügen ergriff Barbara Tinas linkes Fußgelenk und streckte das Bein weg vom Becken. Anschließend wiederholte sie das Gleiche mit Tinas rechtem Fußgelenk. Als Tina die Streckung in ihren Beinen spürte, spürte sie auch eine größere Bewegungsfreiheit im Becken und im unteren Rücken. Die Kombination aus einer Streckung der Beine und einer bewussten Atmung ermöglichten ihr, einen großen Teil der überflüssigen Muskelanspannung zu lösen. Am Ende der Sitzung war Tina fünf Zentimeter größer und hatte ein ganzheitlicheres Körpergefühl, was für sie eine völlig neue Empfindung war.

Die Entspannung und das Bewusstsein für ihre Atmung führten bei Tina zu einer tief greifenden körperlichen und emotionalen Veränderung. Vor dieser Erfahrung holte Tina so tief Luft, wie sie konnte, bevor sie zu sprechen begann, wobei der Fokus ihrer Atmung ausschließlich auf dem vorderen Teil der Brust lag, die sie wie eine Art Schutzschild vorwölbte. Sie selbst bezeichnet das als ihr »Rüstungsmuster«, das sie unbewusst verwendet hatte, um sich gegen eine Wiederholung der unangenehmen Erfahrungen, die sie in der Vergangenheit gemacht hatte, zu schützen. Nachdem es ihr gelungen war, die Anspannung in ihrer Brust zu lösen, konnte sie auch die Anspannung im Bauch auflösen. Beides war ihr zur Gewohnheit geworden. Als Ergebnis hatte sie bei ihren täglichen Interaktionen ein besseres Körpergefühl und ein größeres Bewusstsein für ihre Atmung. Vor dem Workshop war sich Tina nur der Dinge bewusst, die sich außerhalb ihres Körpers abspielten, hatte aber kein Bewusstsein für die Abläufe in ihrem Körper.

Als sich die angespannten Muskeln, die diese Bewegungsmuster stützen mussten, zu entspannen begannen, kamen alle Emotionen und Erinnerungen, die in der Muskelanspannung gespeichert waren, an die Oberfläche. Im Verlauf der folgenden Wochen und Monate ließ Tina einen Großteil ihrer unterdrückten Gefühle frei, was sich in vermehrtem Weinen und Lachen manifestierte. Diese Erfahrung half ihr, die enge Beziehung zwischen einer bewussten Atmung und der Lösung körperlicher und emotionaler Anspannung zu verstehen, die ihre Muskeln als Folge unangenehmer bis traumatischer Erfahrungen gespeichert hatten.

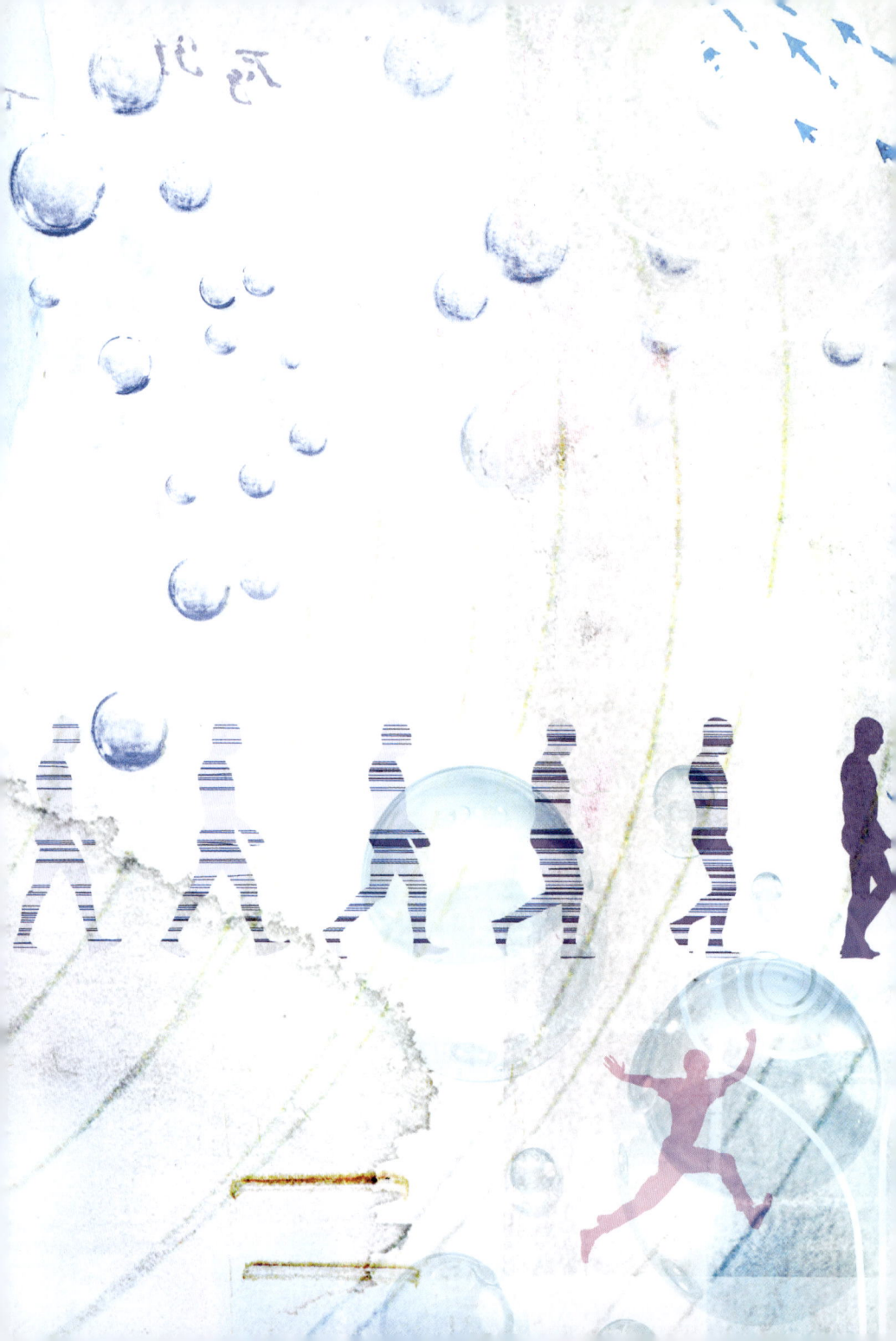

KAPITEL 10

Wie Sie Ihre Haltung, Ihre Gesundheit und damit Ihre allgemeine Lebenszufriedenheit verbessern

Alle Traditionen kennen eine gezeitenähnliche Strömung, die eng mit der Atmung verbunden ist. Wenn wir uns diese inneren Gezeiten bewusst machen, nehmen wir eine Verbindung mit dem Ganzen auf. Die Praxis ist täuschend einfach. Schenken Sie Ihrer Atmung sanfte Aufmerksamkeit. Unternehmen Sie keinen Versuch, sie zu steuern, sondern beobachten Sie sie nur in ihrem natürlichsten und entspannten Zustand.

Rumi

Eine statische Körperhaltung

Im vorhergehenden Kapitel haben wir gesehen, dass die Art und Weise, wie wir uns bewegen, Auswirkungen auf unsere Atmung haben kann. In diesem Kapitel werden Sie feststellen, dass Sie Ihre Atmung auch mit einer statischen Körperhaltung, zum Beispiel im Sitzen oder Stehen, behindern können. Unsere Ausgangshaltung kann einen großen Einfluss auf unsere Atmung ausüben. Körperhaltung und Atmung sind unauflöslich miteinander verbunden; man kann das eine nicht losgelöst vom anderen betrachten. Einfach ausgedrückt kann sich eine schlechte Haltung wegen der Verbindung der Rippen mit der Wirbelsäule negativ auf die Atmung auswirken. Jede ungesunde Krümmung der Wirbelsäule – ein Rundrücken oder runde Schultern, die entstehen, wenn die Schultern in Richtung Brust gezogen werden, sodass der Brustkasten einsinkt – behindert die freie Bewegung der Rippen, und das kann dazu führen, dass der Bewegungsspielraum der Lungen eingeschränkt wird. Kurz gesagt: Eine schlechte Haltung kann unsere Atemkapazität dramatisch senken.

Unsere Sitzhaltung

Viele der schädlichen Körperhaltungen haben wir als Schulkinder gelernt. Vor Kurzem hörte ich, wie ein Schuldirektor im Radio über die Haltung der Schüler sprach. Er sagte, wenn er Kinder bei der Einschulung sehe, dann stünden sie wunderbar aufrecht. Sie seien alle lernbegierig, lächeln und suchten den direkten Blickkontakt, aber zu dem Zeitpunkt, da sie die Schule verlassen, hätten sie eine schlechte Haltung, seien lernunwillig und blickten einem nicht mehr in die Augen. »Was tun wir unseren Kindern im Namen der Bildung an?«, fragte er. Das ist in der Tat eine gute Frage! Die meisten Kinder haben bis zum Alter von ungefähr fünf Jahren eine gute Körperhaltung, aber sobald sie eingeschult werden, müssen sie auf ergonomisch schlecht angepassten Stühlen sitzen, die sich nach hinten biegen, und zwar sowohl der Sitz als auch die Rückenlehne. Sie üben eine Zugwirkung auf den Rücken aus, jeweils nach hinten und nach unten, weg von den Schulbüchern. Die einzige Art und Weise, wie die Kinder auf dem Pult vor ihnen schreiben können, besteht darin, sich mit der Brustwirbelsäule über das Pult zu beugen. Diese Haltung schränkt den

> *»Wenn man den ganzen Tag in einer gebeugten Haltung sitzt, erhält das Gehirn nicht genug Sauerstoff.«*

Bewegungsspielraum des Brustkorbs, des Zwerchfells und der Lungen erheblich ein und behindert das Atmungssystem. Die meisten Lernprozesse in der Schule nehmen vor allem das Gehirn in Anspruch, das die ganzen Informationen aufnehmen und verarbeiten muss. Um die dafür nötige Denkarbeit zu leisten, braucht es Sauerstoff. Wenn man den ganzen Tag in gebückter Haltung verharrt, wird dem Gehirn nicht genügend Sauerstoff zugeführt, und das wirkt sich negativ auf die Konzentration und die Denkfähigkeit aus. Schon bald wird die gekrümmte Sitzhaltung zur Angewohnheit, sodass wir selbst dann einen runden Rücken machen, wenn wir uns nicht über einen Schreibtisch beugen. Und so beginnen wir, unsere Wirbelsäule bei vielen alltäglichen Bewegungen zu krümmen. Übung 35 demonstriert, wie sich die Lungenkapazität verändert, wenn wir runde Schultern und einen runden Rücken machen. Dafür brauchen Sie zwei Luftballons von ähnlicher Größe.

ÜBUNG 35

1. Nehmen Sie einen neuen Luftballon und setzen Sie sich aufrecht auf einen Stuhl. Holen Sie tief Luft und blasen Sie die Luft in den Luftballon. Anschließend verknoten Sie das Ende, damit keine Luft entweichen kann.
2. Nehmen Sie nun den zweiten Luftballon und lassen Sie sich zusammensacken, sodass Ihre Schultern nach vorne zeigen und Ihr Rücken rund ist. Holen Sie nun tief Luft und blasen Sie diese in den zweiten Luftballon, den Sie ebenfalls verknoten.

Wenn Sie die beiden Luftballons vergleichen, werden Sie feststellen, dass der zweite Luftballon erheblich kleiner ist als der erste, weil er wesentlich weniger Luft enthält. Das ist ein klarer Hinweis dafür, dass unsere Körperhaltung unsere Atmung beeinflusst.

Sie können diese Übung auch machen, indem Sie sich aufrecht auf einen harten Esszimmerstuhl setzen und anschließend auf ein weiches Sofa.

Wenn wir länger sitzen, ist ein ergonomisch geformter Stuhl, der die Wirbelsäule stützt, für eine gute Haltung unerlässlich. Wenn sich Ihr Stuhl oder Autositz nach hinten biegt, können Sie Ihre Sitzposition mit einem keilförmigen Kissen korrigieren. Achten Sie darauf, dass das Keilkissen aus qualitativ hochwertigem Hartschaum ist. Weichschaumkissen sind womöglich billiger, aber nicht halb so effektiv, was die Stützfunktion betrifft. Es ist wichtig, das Kissen am ersten Tag nur eine Stunde lang zu benutzen und die Verwendungszeit allmählich zu steigern. Das ermöglicht Ihren Muskeln, sich an die neue Sitzhaltung zu gewöhnen. Nach drei oder vier Wochen können Sie solange Sie wollen bequem auf dem Kissen sitzen. Sie sollten einmal in der Stunde aufstehen, weil langes Sitzen selbst in einer gesunden Haltung schädlich sein kann.

Keilkissen sind vor allem dann nützlich, wenn Sie sich aus einem bestimmten Grund vorbeugen müssen: zum Beispiel wenn Sie schreiben, am Computer arbeiten, essen oder Auto fahren. Alternativ können Sie einen Stuhl verwenden, der in alle Richtungen verstellbar ist. Auf diese Weise können Sie Ihre Sitzposition je nach Aktivität immer neu anpassen.

Bitte beachten Sie, dass Keilkissen und Stühle, die leicht nach vorne kippen, nur verwendet werden sollten, während Sie aktiv sind; sie sind nicht zur Entspannung geeignet.

Wie wir stehen

Auch die Art und Weise, wie wir stehen, wirkt sich auf unsere Atmung aus. Stehen ist wie das Sitzen eher eine Aktivität als eine Haltung. Wenn Sie ein kleines Kind stehen sehen, werden Sie erkennen, dass es nicht stocksteif steht, sondern eher leicht hin- und herschwingt. Das machen Kinder unbewusst; ihre Reflexe sind dafür verantwortlich. Die Haltung Erwachsener beim Stehen ist dagegen oft unbeholfen beziehungsweise unbalanciert. Selbst wenn Menschen versuchen, ihre Haltung zu verbessern, neigen sie dazu, steif und aufrecht zu stehen. Bewusst ganz gerade zu stehen und die Schultern nach hinten zu ziehen führt aber zu einer Verspannung des gesamten Muskelsystems, einschließlich der Muskeln, die an der Atmung beteiligt sind. Eine starre Haltung kann unsere Atmung genauso oder sogar stärker beeinträchtigen als eine zusammengesackte Haltung. Und wenn wir glauben, dass wir aufrecht stehen, stimmt das womöglich gar nicht. Viele von uns haben keine realitätskonforme Körperwahrnehmung, sodass Sie vielleicht denken, Sie stünden gerade, während Sie sich in Wirklichkeit zurücklehnen, wobei die Lendenwirbelsäule überdehnt und das Becken nach vorne geschoben wird.

Machen Sie die folgende Übung, um sich Ihrer Haltung im Stehen bewusster zu werden:

ÜBUNG 36

- Stehen Sie für einige Minuten so, wie Sie es immer tun. Das sollte sich ganz normal anfühlen.
- Achten Sie darauf, ob Sie auf ein Bein mehr Gewicht verlagern als auf das andere oder ob ein Bein stärker angespannt ist.
- Liegt das Körpergewicht eher auf den Fersen als auf den Zehen oder umgekehrt? Empfinden Sie einen größeren Druck auf der Außenseite oder der Innenseite Ihrer Füße?
- Geben Sie acht, ob Sie die Knie völlig durchdrücken oder ob Ihnen im Gegenteil die Spannung fehlt, sodass Ihre Knie leicht gebeugt sind.
- Achten Sie auf Ihre Atmung. Beobachten Sie, wo die Atembewegungen stattfinden.

Möglicherweise stellen Sie fest, dass sich Ihre nächsten Atemzüge wesentlich tiefer anfühlen.

Jede ungleiche Gewichtsverteilung auf die Füße kann ein Hinweis auf eine nicht ausbalancierte Haltung im Stehen sein, die eine exzessive Muskelanspannung erfordert und Ihre Atmung beeinträchtigen kann. Sie können erkennen, ob Ihre Haltung ausbalanciert ist, indem Sie einen Spiegel verwenden oder sich auf die Gewichtsverteilung in den Füßen konzentrieren. Wenn Ihre Haltung nicht balanciert ist, liegt das Körpergewicht hauptsächlich auf den Fußballen oder -spitzen, den Fersen oder auf den Fußinnen- oder -außenseiten. Die Gewichtsverteilung sollte im Allgemeinen gleichmäßig auf drei Punkte der Füße verteilt sein; das sorgt für eine gewisse Stabilität. Der erste Punkt ist die Ferse, der zweite der Fußballen und der dritte befindet sich auf der Fußaußenseite etwas unterhalb des kleinen Zehs.

Wenn wir die Gewohnheit haben, unser Gewicht nur auf zwei oder sogar nur auf einen Punkt zu legen, ist unsere Haltung nicht ausbalanciert, und als Folge müssen wir unsere

Muskeln stärker anspannen, um uns aufrecht zu halten. Diese zusätzliche Spannung kann sich negativ auf unsere Atmung auswirken. Es kann nützlich sein zu beobachten, wie andere Menschen stehen – zum Beispiel wenn Sie Schlange stehen –, weil sich damit unser allgemeines Bewusstsein für unsere eigenen Haltungsgewohnheiten verbessert.

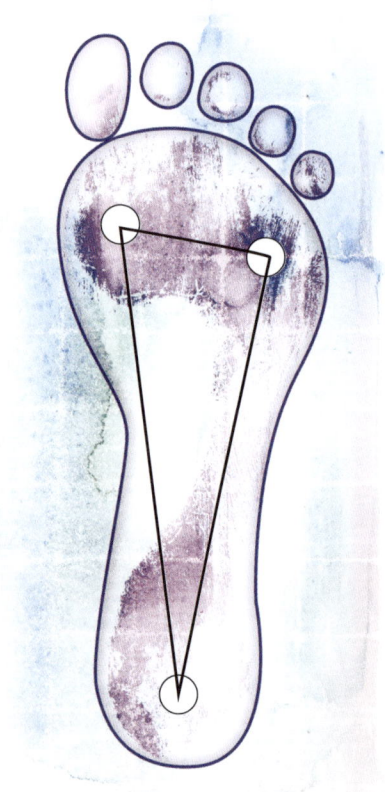

Eine bessere Haltung im Stehen

Es gibt nicht die korrekte Haltung, vielmehr gibt es viele Wege, richtig zu stehen, die keinen unnötigen Druck auf den Körper ausüben und unsere Atmung nicht behindern. Die Ausbalancierung ist immer der Schlüssel. Übung 37 wird Ihnen dabei helfen, die Spannung abzubauen, die Sie Ihrem Körper beim Stehen zumuten, und sich positiv auf Ihre Atmung auswirken:

ÜBUNG 37

1. Stellen Sie sich aufrecht mit leicht geöffneten Beinen hin. Zwischen Ihren Füßen sollten ungefähr 30 Zentimeter Abstand sein. Das bietet Ihnen eine stabile Basis, um den übrigen Körper zu stützen. HINWEIS: Der Abstand wird von Fußinnenseite zu Fußinnenseite gemessen. Hochgewachsene Menschen sollten den Abstand etwas vergrößern; kleinere Menschen können ihn etwas verringern.

2. Treten Sie mit einem Fuß ungefähr 15 Zentimeter zurück, sodass rund 60 Prozent Ihres Körpergewichts auf dem hinteren Fuß liegen. Setzen Sie den Fuß in einem Winkel von rund 45 Grad ab, das heißt, die Fußspitze zeigt schräg nach außen. Das verhindert die allzu häufige Gewohnheit, mit einer Hüfte einzuknicken, was die Balance und Koordination der gesamten Körperstruktur aus dem Gleichgewicht bringen kann.

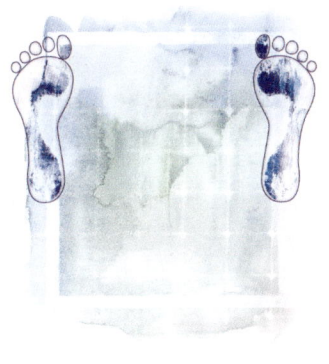

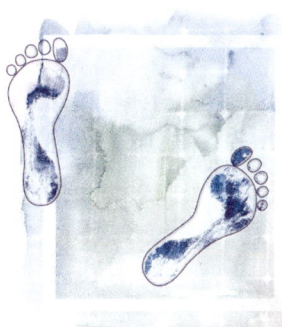

▶

Wenn Sie merken, dass Sie Ihr Becken vorschieben, stellen Sie sich vor, wie Sie es sanft wieder zurückführen, ohne Ihren Körper bewusst zu weit nach vorne zu lehnen (achten Sie darauf, dass Sie sich auf eine gedankliche Anweisung beschränken). Damit können Sie die weitverbreitete Neigung verhindern, die Wirbelsäule im Stehen zu stark nach vorne durchzudrücken.

Fällt Ihnen irgendeine Veränderung in Ihrer Atmung auf?

Schuhe und Bekleidung

Wie wir gesehen haben, beinhaltet die Atmung eine Bewegung der Atemmuskeln, die zum größten Teil rund um den Bauch und den Brustkorb stattfindet. Sie sollten daher eine Kleidung vermeiden, die die Bewegungsfreiheit in diesen Bereichen einschränkt – dazu gehören enge Gürtel, Fliegen oder eng sitzende Hemden und Jacken sowie hautenge Kleider. Wenn Sie sich nicht sicher sind, ob ein bestimmtes Outfit Ihre Bewegungsfreiheit einengt, dann machen Sie in dieser Kleidung eine Minute lang tiefe Atemzüge. Dann werden Sie feststellen, ob sie zu eng sitzt.

Die Gefahren hoher Absätze

Auch unsere Schuhe können sich negativ auf die Atmung auswirken. Wie Dr. William A. Rossi in seinem Artikel »Why Shoes Make ›Normal‹ Gait Impossible« (»Warum Schuhe einen normalen Gang unmöglich machen«) schreibt, wird das Körpergewicht pro 2,5 Zentimeter Absatz um zehn Grad nach vorne verlagert. Damit wir nicht das Gleichgewicht verlieren, müssen wir die Organisation unseres genau ausbalancierten Körpers radikal verändern. Das heißt, das Becken wird vorgeschoben und entzieht den inneren Organen in der Beckenschale und im Unterbauch die Unterstützung; die Lendenwirbel krümmen sich stärker, weil der Körper versucht, das Gleichgewicht wiederherzustellen, und als Folge daraus werden Muskeln, Sehnen und Bänder überdehnt. Vor allem aber führt das Ungleichgewicht zu einer hohen Muskelanspannung, hauptsächlich im Kopf, im Nacken und im Rückenbereich, die ihrerseits begünstigt, dass der Kopf nach hinten und unten gezogen wird. Damit verkürzt sich die gesamte Rückenstruktur, was natürlich negative Auswirkungen auf die Atmung hat.

Je höher die Absätze, desto stärker wird das Körpergewicht nach vorne verlagert und desto schlimmer wird das Problem. Je flacher die Schuhe, desto besser werden Sie atmen können. Wenn Sie sie bekommen können, empfehle ich Ihnen Barfußschuhe. Das sind sehr flache Schuhe, die speziell entworfen wurden, um unsere Bewegungsmuster zu verbessern (siehe unter »Weiterführende Informationen« am Ende des Buches).

Emotionale Ruhe

Die schädlichen Atemgewohnheiten, die wir entwickeln, beeinträchtigen nicht nur unsere körperliche Gesundheit, sondern auch unser emotionales Wohlbefinden und unsere innere Ruhe. Alexander erkannte, dass Körper, Geist und Seele eine untrennbare Einheit sind und dass eine ineffiziente Atmung das geistige und emotionale Wohlbefinden beeinträchtigt. Unser emotionaler beziehungsweise geistiger Zustand spiegelt sich in unserer fahrigen, flachen oder beschleunigten Atmung wider, und selbst wenn sie keine Atemprobleme haben, fühlen sich viele Menschen gestresst, deprimiert oder einfach nur unwohl. Wenn wir lernen, auf natürliche Weise zu atmen, und einen Atemzug bis zu Ende atmen, bevor wir erneut einatmen, können wir den Alltagsstress, der heute so weitverbreitet ist, reduzieren.

Das Potenzial für eine natürliche Atmung ist so groß, dass es Menschen gelungen ist, ihre abnorm hohe Herzfrequenz und ihren Bluthochdruck zu senken, indem sie einfach neu gelernt haben zu atmen. Wie zuvor erwähnt, wird uns als Methode, um uns selbst zu beruhigen, oft empfohlen, »tief Luft zu holen«. Die Atmung wird auch bei zahlreichen Meditationstechniken, Yoga und Kampfkünsten eingesetzt, weil sie dem Körper ein Gefühl der Gelassenheit, des Friedens und der Ruhe beschert. Das Bewusstsein für die eigene Atmung lässt sich aber zu jedem Zeitpunkt verbessern; dafür müssen wir nicht auf einen Yoga-, Tai-Chi- oder Meditationskurs warten. Indem wir ganz bewusst atmen, können wir bewusstere Menschen werden und beginnen, unsere Lebensfreude vollständig auszuschöpfen.

> *»Eine ineffiziente Atmung beeinträchtigt das geistige und emotionale Wohlbefinden.«*

Atmen als Genuss

Eine natürliche Atmung kann eine der größten Freuden des Lebens sein. Es kann sehr angenehm sein zu spüren, wie sich die Lungen mit frischer, klarer Luft füllen, die unser Gefühl von Vitalität erneuert und unser Nervensystem beruhigt. Wenn wir zulassen, dass unsere Atmung ihren natürlichen Rhythmus zurückgewinnt, wird sie voller und freier, und unser Körper, unser Geist und unsere Emotionen werden ebenfalls ruhiger und freier – das ganze Leben wird müheloser. Mit jedem Atemzug haben wir eine neue Chance, bewusster und zufriedener zu werden und unsere schädlichen geistigen, emotionalen Gewohnheiten und unsere schlechte Haltung abzulegen. Indem wir entscheiden, wie wir atmen, können wir uns mit neuer Energie aufladen und unsere Leidenschaft für das Leben erneuern.

Eine bewusste Atmung kann zudem dazu beitragen, dass wir stärker dem Augenblick verhaftet sind, anstatt über die Vergangenheit oder die Zukunft nachzudenken. In der Tat gibt es nichts, was Sie zu irgendeinem Zeitpunkt von der Wertschätzung Ihrer Atmung abhalten könnte. Denken Sie an die folgenden Worte von Thich Nhat Hanh, die einfach alles sagen: »Wenn ich einatme, beruhige ich Geist und Körper. Wenn ich ausatme, lächele ich. Ich lebe den Augenblick in dem Wissen, dass dies der einzige Augenblick ist.«

In Wahrheit wissen Sie bereits, wie Sie perfekt atmen; alles, was Sie tun müssen, ist, damit aufzuhören, Ihren Atemmechanismus zu behindern und ihn stattdessen so arbeiten zu lassen, wie es die Natur vorgesehen hat. Dann können Sie die profunde Erfahrung einer bewussten Atmung überall, zu jedem Zeitpunkt und bei jeder Aktivität aus vollen Zügen genießen. Worauf warten Sie also noch?

»Hören Sie auf, Ihren Atemmechanismus zu behindern, und lassen Sie die Atmung so arbeiten, wie es die Natur vorgesehen hat.«

Weiterführende Informationen

NÜTZLICHE WEBSITES

Richard Brennan hat eine Privatpraxis in Galway, Irland, und leitet außerdem Irlands einzigen Ausbildungskurs für Lehrer in der Alexander-Technik, ebenfalls in Galway. Er unternimmt viele Reisen durch Europa und die USA und hält Wochenendseminare und Wochenkurse ab. Für ausführlichere Informationen besuchen Sie seine Website unter www.alexander.ie und https.alexandertechniqueireland.com.

Audiohilfen (CD/MP3)

How to Breathe

Dieses englischsprachige Audioprogramm führt Sie durch viele der Bewusstseinsübungen, die in diesem Buch vorgestellt werden. Es ist ein praktisches Instrument, das Ihnen als Anleitung zu einer verbesserten Atmung dienen soll, indem es Ihnen dabei hilft, die Ausatemphase sanft zu verlängern, und ein natürliches, müheloses Einatmen ermöglicht. Dieses Programm sollten Sie sich immer wieder anhören, sodass Sie jedes Mal neu davon profitieren können. Erhältlich unter www.alexander.ie/audio.html.

Selbsthilfe für Übungen in halb liegender Rückenlage

Diese englischsprachige Audio-Anleitung ist die perfekte Begleitung zu diesem Buch. Sie dauert 40 Minuten und führt Sie durch ein einfaches Verfahren, das Ihnen dabei hilft, unnötige Muskelanspannungen zu lösen. Auf diese Weise können Sie Ihre Atmung und Ihre Körperhaltung verbessern, und das verhindert oder lindert Rückenschmerzen, Nackenschmerzen, Kopfschmerzen und Stress. Erhältlich unter www.alexander.ie/audio.html.

Der Gebrauch des Selbst, F. M. Alexander, das Hörbuch als CD und als Download.

Der Klassiker der Alexander-Technik *Der Gebrauch des Selbst* ist als Hörbuch auf zwei CDs erhältlich; siehe auch https://dergebrauchdesselbst.de/

Atem-DVD

Jessica Wolfs 18-minütiger englischsprachiger animierter Film *The Art of Breathing* ist die erste dreidimensionale Animation, die alle Muskeln, Knochen und Organe darstellt, die an der Atmung beteiligt sind. Dieser Film ermöglicht den Zuschauern, den einzigartigen Rhythmus ihrer Atemkoordination richtig zu schätzen. Er wendet sich aber auch an alle, die beruflich mit Atmung zu tun haben, zum Beispiel Gesundheitsspezialisten, Schauspieler, Gesangs- und Stimmlehrer, Yogalehrer, Sportler und Physiotherapeuten. Laien kann die Animation dabei helfen, viele weitverbreitete Fehlannahmen über die Atmung zu korrigieren. Der Atem ist ein kraftvoller Treibstoff, der Probleme lösen kann, die von einer falschen Atmung verursacht werden, und die Vitalität wiederherstellt. Erhältlich unter www.jessicawolfartofbreathing.com/rib-animation/.

Stützkissen

Detailinformationen über qualitativ hochwertige Kissen zur Haltungsverbesserung für Autositze und Bürostühle siehe www.alexander.ie/cushion.html.

Schuhe

Detailinformationen über Schuhe allgemein sowie Joggingschuhe, die im Einklang mit der Alexander-Technik entwickelt wurden, siehe www.vivobarefoot.de.

UNTERRICHT IN DER ALEXANDER-TECHNIK

Ein Kurs über die Alexander-Technik kann Ihre Atmung dramatisch verbessern. Für ausführliche Informationen über Alexander-Lehrkräfte oder Kurse in Ihrer Nähe wenden Sie sich bitte an eine der nachfolgend aufgeführten Organisationen.

DEUTSCHLAND

Alexander-Technik-Verband Deutschland e.V.

www.alexander-technik.org

SCHWEIZ

Der Schweizerische Berufsverband für Alexander-Technik SBAT vereint Alexander-Technik-Therapeutinnen und -Therapeuten beziehungsweise Alexander-Technik-Lehrpersonen und Alexander-Technik-Coaches und anerkennt Ausbildungslehrgänge in Alexander-Technik in der Schweiz.

www.alexandertechnik.ch

GROSSBRITANNIEN

Website der Lehrkräfte der Society of Teachers of the Alexander Technique (STAT), der ersten und am längsten etablierten Organisation für die Alexander-Technik. Die dort genannten Lehrkräfte stammen zum größten Teil aus Großbritannien und Irland.

www.stat.org.uk

USA

American Society for the Alexander Technique (AmSAT)

www.amsatonline.org

KANADA
Canadian Society of Teachers of the F. M. Alexander
Technique (CanSTAT)
www.canstat.ca.

IRLAND
Irish Society of Alexander Technique Teachers (ISATT)
www.isatt.ie

Für alle anderen Länder rufen Sie die Website www.
alexandertechniqueworldwide.com auf.

WEITERE NÜTZLICHE WEBSITES
Website des Alexander-Technik-Verbands Deutschland
e.V.:
www.alexander-technik.org
Websites zu Atmung und Stimme
Jessica Wolfs Art-of-Breathing-Website:
www.jessicawolfartofbreathing.com
Jane Heirichs Website:
www.alexandertechniqueannarbor.com
Georgia Dias Website:
www.voiceandalexandertechnique.eu

Zeitschrift
Direction Journal, eine englischsprachige Zeitschrift,
in der Artikel und Informationen für Lehrer und
Studenten der Alexander-Technik veröffentlicht
werden. Besuchen Sie die Website für kostenlose
Audios, Artikel, Live-Interviews sowie ein Archiv mit
Informationen aus 25 Jahren.
www.directionjournal.com

Interessante Artikel und sonstige Informationen
www.ati-net.com
www.alexandertechnique.com
www.alexander-technik.org

WEITERE LEKTÜRE
Weitere Bücher von Richard Brennan
*Alexander-Technik. Die Wiederentdeckung der
natürlichen Körperhaltung*, Aurum, Kamphausen-
Verlag, Bielefeld 1993.
Handbuch Alexander-Technik, Mosaik-Verlag,
München 1996.
The Alexander Technique Workbook, Collins & Brown,
2011.
Back in Balance, Watkins, 2013.
*Mind and Body Stress Relief with the Alexander
Technique*, HarperCollins, 1998.
Stress: The Alternative Solution, W. Foulsham & Co.
Ltd., 2000.

Bücher von F. M. Alexander
Die universelle Konstante im Leben, Karger Verlag,
New York, Basel, Freiburg u.a. 2000.
*Die konstruktive bewusste Kontrolle des individuellen
Menschen*, Karger Verlag, New York, Basel, Freiburg
u.a. 2005.
Der Gebrauch des Selbst, Karger Verlag, New York,
Basel, Freiburg u.a. 2001.
Man´s Supreme Inheritance, Mouritz, 2002.

Bücher über Atmung und Stimme
*Atmen – Atemhilfen. Atemphysiologie und
Atemtechniken*, Wolfgang Oczenski, Georg Thieme
Verlag KG, Stuttgart 2012 (1. Auflage 1993).
The Body in Motion, Theodore Dimon, North Atlantic
Books, 2011.

Interessante Bücher über die Alexander-Technik
*Die Alexander-Technik: Gesundheit und
Lebensqualität durch richtigen Gebrauch des Körpers*,
Wilfred Barlow, Kösel Verlag, München 1983.
Die Alexander-Technik, Wilfred Barlow, Schirner
Verlag, Darmstadt 2008.
Alexander-Technik im Alltag, Margarethe Breuer,
tomag-Verlag, Mainz 2011.
Vom Autopiloten zur Selbststeuerung, Adrian
Mühlebach, Huber Verlag, Bern 2011.
*Das Richtige geschieht ganz von allein: Loslassen
mit Alexander-Technik und Zen*, Helmut Rennschuh,
Lüchow Verlag, Bielefeld 2010.
*Alexander-Technik: Achtsame Übungen für mehr
Körperharmonie*, Renate Wehner, Buch mit CD, Trias
Verlag, Stuttgart 2013 (1. Auflage).
*Alexander-Technik für individuelle Lebensqualität:
Den Alltag entschleunigen und Stress effektiv
bewältigen*, Angelika Wichert, Diplomica Verlag
GmbH, Hamburg 2012.
How to Learn the Alexander Technique, Barbara &
William Conable, Andover Press, 1991.
How you Stand, How you Move, How you Live, Missy
Vineyard, Marlowe & Company, 2007.

Andere Bücher zu verwandten Themen
*Eine neue Erde: Bewusstseinssprung anstelle von
Selbstzerstörung*, Eckhart Tolle, Goldmann Arkana
(16. Auflage), München 2005.
Jetzt! Die Kraft der Gegenwart, Eckhart Tolle, J.
Kamphausen Verlag, Bielefeld 2000.
Friede mit jedem Atemzug: Ein Übungsbuch, Thich
Nhat Hanh, Goldmann Verlag, München 2012.

Stichwortverzeichnis

Danksagung

Ich möchte den folgenden Personen danken, ohne deren Unterstützung dieses Buch wahrscheinlich nicht entstanden wäre. Erstens geht mein besonderer Dank an meinen spirituellen Lehrer Prem Rawat, der mich als Erster die Kostbarkeit jedes einzelnen Atemzugs gelehrt hat, und zweitens an meine ersten Alexander-Lehrer, die mich während meiner Ausbildung zum Alexander-Lehrer in den 1980er-Jahren inspiriert und unterstützt haben, darunter Danny Reilly, Jean McGowan, Trish Hemingway, Jane Haahr, Jorgen Haahr, Danny McGowan, Anne Battye, Don Burton, Chris Stevens, Paul Collins, David Gorman und viele andere. Des Weiteren möchte ich Dr. Glenna Batson meinen Dank für ihren informativen Wochenendkurs über Atmung danken, und ein großes Dankeschön geht an Jessica Wolf für ihren außergewöhnlichen Workshop »The Art of Breathing« und ihre wunderbare Assistentin Pamela Blanc.

Außerdem danke ich Tessa Monina und Nick Eddison, die sofort das Potenzial dieses Buches über Atmung erkannten und mich während des gesamten Projekts sehr ermutigt haben.

Und dann gab es noch verschiedene Menschen, die mich bei der Manuskripterstellung unterstützt und freundlicherweise verschiedene Kapitel geprüft und mir ihre Verbesserungsratschläge gegeben haben, darunter Dr. Miriam Wohl, Dr. Glenna Batson, Bob Britton, Jane Heirich, Larry Walton und Prof. Ann Rhodes. Vielen Dank auch an meine Agentin Susan Mears, die sich um die vertraglichen Angelegenheiten gekümmert hat, meine Lektorin Katie Golsby für all ihre harte Arbeit und an Brazzle Atkins, Sarah Rooney und alle anderen, die bei Eddison Books hinter den Kulissen an der Gestaltung, der Produktion und dem Vertrieb dieses Buches mitgewirkt haben.

Zuletzt möchte ich denjenigen meine besondere Wertschätzung aussprechen, die mir ihre Fallstudien angeboten haben, nämlich Michaela Wohlgemuth, Tina Kiely und Ann Rhodes.